Detlev E. Gagel/Thomas Peters

Studienführer Medizin

Detlev E. Gagel
Thomas Peters

Studienführer Medizin

Humanmedizin
Zahnmedizin
Tiermedizin

8., überarbeitete und aktualisierte Auflage

Lexika Verlag®

Die Deutsche Bibliothek – CIP-Einheitsaufnahme

Ein Titeldatensatz für diese Publikation ist bei
Der Deutschen Bibliothek erhältlich.

Lexika Verlag erscheint bei Robert Krick Verlag GmbH + Co. KG, Eibelstadt.

Druck: Schleunungdruck, Marktheidenfeld
Printed in Germany ISBN 978-3-89694-451-1

Vorwort

Seit der vergangenen Auflage haben sehr unterschiedliche Nachrichten die Öffentlichkeit zum Thema Gesundheitsversorgung beschäftigt: Gesundheitsreform, Ärztestreiks, Pharmakonzernfusionen, Ärztemangel, Beitragssteigerungen bei den Gesetzlichen Krankenversicherungen. Wenn man eine Resultante über die verschiedenen Informationen ziehen wollte, dann wäre sie am besten mit Verunsicherung zu beschreiben. Bürger und Profis, Patienten und Profiteure waren und sind verunsichert. Patientenberichten zufolge werden Behandlungen teilweise nur bei Kostenbeteiligung durchgeführt. Niedergelassene Ärzte haben in einer in 2006 durchgeführten Befragung angegeben, dass ihre Praxisumsätze nur noch zu 65 % über die Gesetzliche Krankenkasse erzielt werden, zu 20 % über die Privaten Krankenkassen und zu 5 % über Selbstzahler. Dem steht eine Verteilung der Versicherten von nahezu 90 % der Versicherten in der Gesetzlichen und 10 % in der Privaten Krankenkasse gegenüber. Andererseits wird das deutsche Gesundheitssystem als solide und gerecht charakterisiert.

Ein anderer Aspekt des Wandels ist im beruflichen Selbstverständnis zu erkennen. In einer Umfrage gaben 90 % der Ärztinnen und Ärzte an, dass sich ihre Arztrolle in den vergangenen Jahren stark verändert habe: Dazu hätten vor allem die Zunahme an bürokratischen Tätigkeiten und die Berücksichtigung wirtschaftlicher Aspekte beigetragen. Umgekehrt wurden die Patientinnen und Patienten als kritischer gegenüber den ärztlichen Entscheidungen wahrgenommen. Verunsicherung kann aber auch entstehen, wenn beispielsweise eine Krankenkasse ihren Mitgliedern in einem Schreiben unter dem Motto „Weniger kann mehr sein“ empfiehlt, anstatt der Einnahme von Medikamenten, die ja teilweise auch schädlich sein könnten, doch ausreichend zu trinken und sich mehr zu bewegen. Soll das vom Arzt angesetzte Medikament gegen Wassereinlagerung abgesetzt, dafür aber mehr getrunken werden (mit der Folge einer verstärkten Wassereinlagerung und nachfolgender Atembeeinträchtigung, wogegen dann wieder die Bewegung an der frischen Luft helfen könnte ...)?

Diese Betrachtungen mögen den Leser nicht verwirren: Er bzw. sie steht am Anfang des Weges hin zum Studienabschluss als Arzt, Zahnarzt oder Tierarzt. Dabei hat er bzw. sie erst einmal nach den einführenden Semestern einige umfassende Prüfungen nach den bereits zu bestehenden kleinen Prüfungen und Testaten zu bewältigen. Seit 2006 muss er bzw. sie sich zudem in Humanmedizin mit dem sog. „Hammerexamen“ auseinandersetzen. Nach der Einführung der bereits in der vorangegangenen Auflage erwähnten Änderung der Approbationsordnung fand erstmals der zweite Abschnitt der Ärztlichen Prüfung statt. Dabei fielen ca. zehn Prozent der Kandidat/innen – doppelt so viel wie in derselben Prüfung nach der alten Approbationsordnung – durch. Im Herbstexamen 2008 ist dieser Anteil mit 4,9 % wieder auf das Niveau der früheren Jahre gesunken, sodass dies vermutlich ein Effekt des neuen Prüfungssystems und damit noch nicht vorhandener spezieller Lehrbuchliteratur gewesen ist.

Wer das Studium geschafft hat, dem bieten sich als Human- oder Zahnmediziner mittlerweile sehr gute Berufschancen. So hat die Gesamtzahl der gemeldeten Ärzt/innen zum 31.12.2007 einen Höchststand von 413.696 erreicht, davon waren 314.912 in ihrem Beruf aktiv. Trotz eines steigenden Angebotes an freien Stellen wanderten in 2007 insgesamt 2.439 Ärzt/innen (12 %) ins Ausland ab. Die beliebtesten Länder waren Schweiz (684), Österreich (269), USA (195) und Großbritannien (101). Umgekehrt hat die Zahl der in Deutschland tätigen ausländischen Ärzt/innen im selben Jahr mit 20.434 (4,7 %) einen Höchststand erreicht. Nach Nationen aufgeschlüsselt kamen die meisten Ärzt/innen aus Russland/ehemalige Sowjetunion (1.624), gefolgt von Österreich (1.613) und Griechenland (1.554).

Wie bereits früher betont, empfehlen wir allen Studienanfänger/innen, die Wahl des Studienfaches nicht von den zu erwartenden Berufschancen abhängig zu machen, sondern von der eigenen Berufsmotivation auszugehen. Das dürfte einem am ehesten über mögliche Engpässe in der späteren beruflichen Laufbahn hinweghelfen.
Wir danken dem Verlag, insbesondere Frau Martina Müller, für die erneute Unterstützung und Betreuung bei der Überarbeitung.

Falls Sie Rückmeldungen, Anregungen oder Kritikpunkte zu unserem Buch finden, würden wir uns über deren Mitteilung an den Verlag (E-Mail: mueller@krick.com) freuen.

Berlin, im März 2009, Dr. Detlev E. Gagel
Hannover, im März 2009, Dr. Thomas Peters

Inhaltsverzeichnis

ANHANG

I Allgemeiner Teil

1 Studium: Ja oder nein? Was und wo?

Sie stehen gegen Ende Ihrer Schulzeit (sei es auf dem ersten oder zweiten Bildungsweg) vor einer Entscheidung, die Ihr zukünftiges Leben wesentlich beeinflussen wird. Die Suche nach dem „richtigen Beruf“, der zum einen Selbstverwirklichung bietet und zum anderen Raum für Freizeit und Familie lässt und überdies noch den Lebensunterhalt zu sichern verspricht, lässt so manchen vor der Vielzahl der Möglichkeiten schier verzweifeln. Die Schule gibt Anregungen und Informationen – besonders in der Auseinandersetzung mit den Schulfächern –, die grob erkennen lassen sollten, in welchem Berufsfeld Sie sich später tummeln möchten. Eine Tendenz der eigenen Interessen, Fähigkeiten und Fertigkeiten, die den Suchrahmen absteckt, sollte sich hier abzeichnen. Dabei gilt es folgende Fragen zu beantworten:

✔ Will ich …

- ☐ überhaupt ein Studium?
- ☐ direkt in einen Ausbildungsberuf?
- ☐ eine andere betriebliche Ausbildung?
- ☐ eine Lehre und anschließend ein Studium?
- ☐ erst mal hier reinschnuppern und dort reinriechen?

Schenkt man den Zeitungsberichten Glauben, so sind immer weniger Studienberechtigte bereit, auch wirklich ein Studium aufzunehmen: Waren vor 30 Jahren noch fast alle (90 %) Abiturienten zum Studium entschlossen, sind es heute nur noch gut zwei Drittel (laut Umfrage der Hochschulinformations-System GmbH).

Zumindest hat sich das geschlechtsspezifische Verhältnis an den Hochschulen in den vergangenen Jahren ausgeglichen. Bis zum Jahr 2006 hat sich der Anteil der Frauen, die ein Studium aufnehmen, im Vergleich zu den 1980er Jahren verdoppelt. Mit dem Ergebnis, dass heute mehr Frauen ein Studium beginnen als Männer.

Sicher, auch die anspruchsvollste Ausbildung beinhaltet keine Arbeitsplatzgarantie mehr. Warum Schüler auf diese Situation mit dem Wunsch nach einer niedriger qualifizierten Ausbildung reagieren, bleibt unklar. Hinzu kommt die Tatsache, dass die Arbeitslosigkeit unter Akademikern wesentlich geringer ist als beim Durchschnitt aller anderen am Berufsleben Beteiligten. Um nicht falsch verstanden zu werden: Es gibt gute Gründe, die für eine betriebliche Ausbildung sprechen und die sehr individuell sein können. Der schlechteste Grund wäre jedoch, aus Resignation auf ein Studium zu verzichten, „weil ein Studium ja eh' keinen Sinn mehr hat und man hinterher sowieso arbeitslos ist".

Ein Studium ist aber mehr als eine Berufsausbildung. Das studentische Leben läuft in freieren Bahnen als das der Berufstätigen ab und eröffnet so dem Studenten die Chance, ein individuelles Persönlichkeitsprofil zu entwickeln. Ein Studium fördert die allgemeine Denkfähigkeit zur Bewältigung unstrukturierter, offener Situationen, fördert geistige Wendigkeit, Flexibilität und Methodenwissen. Dies sind Qualifikationen, die unabhängig vom Studiengang in einem Studium erworben werden können. Daher wird für viele Berufe nicht nur aus Prestigegründen ein akademischer Abschluss gefordert. Das Fach spielt dabei eine untergeordnete Rolle.

Ein häufig angesprochenes Thema in der Beratung von studieninteressierten Abiturienten sind die Berufsaussichten nach Abschluss des gewünschten Studiums. Genährt wird die Suche nach der Sicherheit eines späteren Berufs immer wieder durch Veröffentlichungen der verschiedensten Organisationen, Verbände und Institutionen, die sich über Mangel bzw. Überschuss an qualifiziertem Nachwuchs beklagen. Diese Veröffentlichungen sind meistens mit statistischem Material untermauert, das belegt, wie die Entwicklung der Absolventenzahlen auf der einen Seite und der Bedarf des Arbeitsmarkts auf der anderen Seite sich entwickeln werden. Bei diesen Arbeitsmarktprognosen wird zwangsläufig davon ausgegangen, dass die in der Vergangenheit beobachtete Entwicklung sich linear fortsetzt.

Auf der anderen Seite reagieren aber die angehenden Studenten relativ schnell auf solche Prognosen, indem sie bei Studiengängen mit guten Berufsaussichten schneller zugreifen als bei solchen Studiengängen, denen nachgesagt wird, sie eröffneten schlechte Aussichten auf einen adäquaten Beruf.

Sollte man nicht besser angesichts der angeblich fast durchweg schlechten Berufsaussichten für Akademiker überhaupt nicht studieren? Hartnäckig halten sich die Gerüchte von den angeblich so guten Berufsaussichten in bestimmten Bereichen, auch wenn dies schon lange nicht mehr zutrifft, weil als eine Folge der Veröffentlichung der Berufsperspektiven eine Übersättigung des entsprechenden Arbeitsmarkts eingetreten ist oder in Kürze eintreten wird.

Ich halte es für falsch, die individuelle Entscheidung für ein bestimmtes Studienfach ausschließlich von Prognosen oder von heute festgestellten guten beruflichen Chancen abhängig zu machen. Ein Studium der in diesem Studienführer behandelten Studiengänge dauert ca. sechs Jahre. Es gibt heute keine Methoden, über einen derart langen Zeitraum hinweg sichere Prognosen zu erstellen. Die Fehlerquoten sind auch aus den oben genannten Gründen nicht zu unterschätzen.

Hinzu kommt noch, dass die Tätigkeitsfelder in keiner Weise festgelegt sind, sondern vielmehr zur Expansion auch in benachbarte Disziplinen und heute noch nicht bekannte und behandelte Bereiche tendieren. Absolventen von Studiengängen, denen man heute bestimmte Tätigkeiten zuordnet, werden diese Berufe in den kommenden Jahren blockieren, während sich auf der anderen Seite neue Beschäftigungsmöglichkeiten eröffnen werden.

Das bedeutet aber nicht, dass man Prognosen bei der Studienentscheidung ganz vernachlässigen sollte. Trends über einen überschaubaren Zeitraum hinweg sind auf jeden Fall erkennbar. Die Erfahrung zeigt, dass meist die Berufspraktiker vor dem Beruf warnen, den sie ergriffen haben, aber glücklich ausüben.

Vermeintlich gute Berufsperspektiven mögen zwar beruhigen und die Entscheidung für ein bestimmtes Studienfach positiv beeinflussen, sind aber als entscheidende Motivation für einen bestimmten Studiengang alles andere als ausreichend. Studenten, die ihre Fachwahl auf ein so schwaches Fundament gebaut haben, neigen

! Bedenken Sie bei der Studien- und Berufswahl die Tatsache, dass immer diejenigen beruflichen Erfolg vorweisen können, die von der Art und den Inhalten ihrer beruflichen Tätigkeit fasziniert sind und sich nichts Schöneres vorstellen können, als in diesem Beruf zu arbeiten.

bei auftretenden Schwierigkeiten im Studium als erste dazu aufzugeben.
Ein weiteres, in der letzten Zeit heftig diskutiertes Thema, nach dem auch in der täglichen Arbeit eines Studienberaters immer wieder gefragt wird, möchte ich im Folgenden aufgreifen: Der „Ruf" der Hochschulen und die Qualität der Ausbildung. Dieses Thema ist heikel und ich hoffe, mich nicht allzu sehr aufs Glatteis zu begeben. Andererseits habe ich auch nicht vor, eine Rangliste der Universitäten in der Bundesrepublik zu liefern, vielmehr möchte ich eine Reihe von Kriterien benen-

nen, die für die individuelle Beurteilung der Studienbedingungen aus der Sicht der Studierenden und hier besonders der Studienanfänger interessant sein können. Für angehende Studenten erscheint es mir besonders wichtig, sich die in Frage kommenden Hochschulen genauer anzusehen und an mindestens ein oder zwei Vorlesungstagen teilzunehmen. Normalerweise kann man auch als so genannter Nichteingeschriebener (Gasthörer) in einige Lehrveranstaltungen, wie Vorlesungen und Seminare gehen, ohne dass ein Hochschullehrer oder irgendein anderer diese „Fremdlinge" hinauswirft. Der Zugang zu Laboreinrichtungen und Praktika ist allerdings kaum möglich, manchmal kann jedoch ein Gespräch mit dem betreuenden Dozenten Wunder wirken.

Diese Besuche in der Hochschule sind deshalb so wichtig, weil sie Ihnen einen ersten Eindruck vom Studienalltag vermitteln können und vor allem die Möglichkeit bieten, Studenten anzusprechen und Gesprächspartner zu finden, mit denen Sie das Studium an dieser Hochschule besprechen können. Die Studenten werden Ihnen eine Menge über die Lehrveranstaltungen sagen können; gleichzeitig möchte ich aber davor warnen, subjektive Einschätzungen in allen Details für bare Münze zu nehmen.

Auch sollten Sie sich nicht schockieren lassen, wenn Sie in den Vorlesungen – sogar in den Grundlagenveranstaltungen – kaum etwas oder gar nichts verstehen. Dies hängt nicht mit Ihrer Intelligenz zusammen, sondern damit, dass man in eine ohnehin schon schwer verständliche Materie nicht so ohne Weiteres mitten im Semester hineinspringen kann, selbst wenn der behandelte Stoff schon in anderer Form und Konzentration in der Schule vermittelt wurde.

Höhere Aussagekraft für Sie hat die Beobachtung der Dozenten – z. B. in welch atemberaubender Geschwindigkeit eine Tafel vollgeschrieben werden kann – und mehr noch das Mienenspiel und die Reaktionen der Studenten darauf. Schreiben Sie mit und/oder versuchen Sie, der Vorlesung zu folgen, den Inhalt zu verstehen. Welche Fragen werden gestellt? So kann man auch als Außenstehender eine Ahnung von der Lehr- und Lernatmosphäre gewinnen.

! Also: Die subjektive Einschätzung durch Studenten und Dozenten ist ein Kriterium für Abiturienten, eine Hochschule zu beurteilen.

Der für den „Ruf" einer Universität noch viel wichtigere Bereich ist die Forschung, die an dieser Hochschule betrieben wird. Aber: Spitzenforschung heißt noch lange nicht Spitzenausbildung und Spitzenlehre! Spitzenforschung kann sogar für Studienanfänger eher negative Folgen nach sich ziehen. Spitzenforscher beschäftigen sich mit ihren Forschungsprojekten und widmen der Ausbildung der Studenten im Grundstudium nicht immer die gleiche Aufmerksamkeit und Intensität. Die an der Hochschule verfolgten Forschungsprojekte gewinnen für Sie erst in höheren Semestern, d.h. nach bestandenem Grundstudium, an Bedeutung. Erst jetzt arbeiten die Studenten an dieser Forschung aktiv mit, sei es als wissenschaftliche Hilfskraft oder im Rahmen einer Dissertation.

! Die ganze Diskussion um die Qualität der Hochschulen, Ranglisten, Eliten usw. ist für Studieninteressierte nur von sekundärer Bedeutung!

Ein wichtiges Kriterium, die Qualität des Studiums an einer Hochschule einzuschätzen, ist z. B. die Ausstattung der Bibliotheken. Für Studienanfänger sind ausreichende Lehrbuchsammlungen besonders wichtig, hängt es doch von der Zahl der ausleihbaren Bücher für das Grundstudium ab, wie viel Geld für eigene Lehrbücher investiert werden muss.

Die Studienpläne in den ersten Semestern sind an den einzelnen Hochschulen in den medizinischen Studiengängen ähnlich bis gleich. Im Laufe des Grundstudiums hat man genügend Zeit und Gelegenheit, sich ein eigenes Urteil über das Studium des eigenen Fachs an dieser oder einer anderen Hochschule zu bilden. Diese Geduld sollten die aufbringen, für die es von vornherein wichtig ist, an der „besten Universität“ oder einer bestimmten Universität zu studieren; die Prüfungen werden in aller Regel untereinander anerkannt.

Wichtig für einen Hochschulwechsel könnte z. B. werden, dass die Forschungsmöglichkeiten in dem gewünschten Fachgebiet an einer bestimmten Hochschule optimal sind. Dabei ist dann der Name der Hochschule in der Regel wieder sekundär. Viel wichtiger kann es sein, an welchem Institut, bei welchem Professor („Doktorvater“) man die Dissertation („Doktorarbeit“) angefertigt hat. Hoch qualifizierte Wissenschaftler und ihre Forschungsinstitute sind bekannt. Unabhängig davon, an welcher Hochschule sie arbeiten.

Für Medizinstudenten (dies gilt auch für einige andere) kann als Kriterium für die Studienortwahl auch wichtig sein, ob sie gut zu Fuß sind. Es gibt Hochschulen der langen Wege, bei denen die einzelnen Veranstaltungsorte über die ganze Stadt verstreut sind und die einem die Kondition eines Marathonläufers und die Terminplanung einer Chefsekretärin abverlangen. Und es gibt Hochschulen, bei denen man kaum über die eigenen vier Betonwände hinauszuschauen braucht. Dies lohnt sich zu ergründen.

Durch die bundesweit geltenden Approbationsordnungen mit den genauen Angaben der Lehr- und Prüfungsinhalte ist das Medizinstudium bis auf kleine Variationen in der ganzen Republik identisch.

2 Wichtige Informationsquellen und Beratungsmöglichkeiten

Im Folgenden möchte ich die wichtigsten Beratungseinrichtungen nennen und deren Aufgaben und Möglichkeiten näher erläutern.

Die wohl bekannteste Institution im Bereich berufskundlicher Beratungs- und Informationsmöglichkeiten ist die **Bundesagentur für Arbeit** (www.arbeitsagentur.de). Das Arbeitsamt wartet mit vielseitigen Angeboten und Diensten auf, die Ihnen bei der Wahl und der Entscheidung für (oder gegen) einen Beruf oder eine Ausbildung weiterhelfen können. Im Zusammenhang mit Hochschulausbildungen sind die „Berufsberatung für Abiturienten und Hochschüler" sowie die „Beratungs- und Informationszentren" (BIZ) besonders hervorzuheben.

Die **Berufsberatung für Abiturienten und Hochschüler** beschäftigt sich, wie der Name schon sagt, mit Abiturienten, die eine Berufsausbildung oder ein Studium anstreben, aber auch mit Studenten, die z. B. ihr Studium abbrechen wollen oder müssen oder sich über berufliche Alternativen außerhalb der Hochschule beraten lassen wollen. Die Berufsberatung arbeitet eng mit den Schulen und Hochschulen zusammen, führt Informationsveranstaltungen in den Schulen durch, organisiert berufskundliche Vortragsreihen und stellt Schülern Informationsmaterial zur Verfügung.

Jeder Interessent kann sich zu einem Beratungsgespräch anmelden, dabei sind aber häufig längere Wartezeiten in Kauf zu nehmen. Im Gespräch mit dem Berufsberater können die beruflichen Interessen ausgelotet werden. Der Entscheidungsprozess soll in der Einzelberatung durch Informationen, Abwägen und Einschätzen beruflicher Wünsche und der eigenen Interessen, Zielvorstellungen, Kenntnisse, Fähigkeiten und Fertigkeiten vorangebracht werden.

! Die Berufsberatung leistet auch Hilfe bei der Suche nach Praktikantenstellen, sofern ein Praktikum schon vor Beginn des Studiums notwendig ist.

Sehr viele Tipps für den Einstieg ins Studium findet man auf der Internet-Seite der Bundesagentur für Arbeit (www.bundesagentur.de) sowie unter www.studienwahl.de und www.abitur-und-dann.de.

Die meisten Hochschulen verfügen über eine **Zentrale Studienberatungsstelle.** Dort werden alle Fragen, die im Zusammenhang mit dem Studium an einer Hochschule stehen, behandelt. Das Angebot der Studienberatungsstellen richtet sich sowohl an Studieninteressierte als auch an bereits Studierende. Dabei erstreckt sich die Beratung im Wesentlichen auf die Studiengänge, die an der jeweiligen Hochschule bzw. in der Hochschulregion angeboten werden. Die Studienberatungsstellen verfügen normalerweise nur über verhältnismäßig wenig Informationsmaterial von anderen Hochschulen. Sie können mit Studienberatern besprechen, welches Studienfach für Sie in Frage kommen könnte, mit welchen Anforderungen oder Voraussetzungen dabei zu rechnen ist und mit welchen Studieninhalten Sie sich in dem gewünschten Studiengang auseinandersetzen müssen.

Studenten suchen im Lauf ihres Studiums die Studienberatung auf, wenn sie z. B. die Hochschule wechseln wollen, um an einer anderen Hochschule einen bestimmten Schwerpunkt zu studieren oder wenn sie Probleme mit dem Studium haben. Gegen Ende des Studiums interessieren sich viele Studierende für Aufbau- oder Erweiterungsstudiengänge, eventuell auch für eine Promotion. Die Studienberatungsstellen helfen auch in diesen Fällen weiter und geben Entscheidungshilfen. Weitere Angebote einzelner Studienberatungsstellen betreffen z. B. die Studienfinanzierung, ein Auslandsstudium oder Ähnliches.

Beratungsgespräche laufen für alle Beteiligten sehr viel befriedigender ab, wenn man sich mittels Literaturstudium ein wenig darauf vorbereitet hat, wichtige Fragen bereits im Kopf oder notiert und mögliche Antworten schon durchdacht hat. Deshalb will ich im Folgenden einige Literaturhinweise zum Eigenstudium geben, weitere Literatur wird im Anhang aufgeführt.

Die Bundesanstalt für Arbeit gibt jedes Jahr in Zusammenarbeit mit der Bund-Länder-Kommission für Bildungsplanung und Forschungsförderung (BLK) eine der zentralen Informationsbroschüren heraus, die das gesamte Studienangebot in der

Bundesrepublik aktuell zusammenfasst: **Studien- und Berufswahl.** Sie ist mittlerweile auch als CD-Rom aufgelegt und wird in den Schulen an die Schüler der 11. bzw. 12. Jahrgangsstufe verteilt oder kann im Buchhandel gekauft werden.

Weitere wichtige Veröffentlichungen des Arbeitsamts sind: **Blätter zur Berufskunde,** sehr genaue und detaillierte (manchmal aber nicht mehr ganz aktuelle) Darstellungen der Ausbildungswege und beruflichen Tätigkeitsfelder sowie die Berufswahlmagazine abi (für Schüler) und UNI (für Studenten), die in den Schulen, Hochschulen und Arbeitsämtern ausliegen oder verteilt werden bzw. im Internet unter www.abi-magazin.de und www.uni-magazin.de angeklickt werden können.

i Einige Ministerien des Bundes und der Länder geben weitere Veröffentlichungen heraus, die für Schüler und Studenten interessant und informativ sein können:

Das Bundesministerium für Bildung und Forschung (BMBF) in Berlin bzw. Bonn u. a. zum Bundesausbildungsförderungsgesetz, besser bekannt als BAföG.

Oder verschiedene Länderministerien wie z. B. das Kultusministerium Rheinland-Pfalz das Studieninfo Rheinland-Pfalz
Anzufordern beim
Ministerium für Bildung, Wissenschaft, Jugend und Kultur,
Postfach 32 20, 55022 Mainz bzw. Poststelle@mbwjk.rlp.de
bzw. auf der Internet-Seite www.mbwjk.rlp.de.

Auch die Hochschulen selbst geben eine ganze Reihe von Veröffentlichungen heraus: Ein **Studienführer** oder **Studienhandbuch** fasst in der Regel Informationen über alle Studienmöglichkeiten an der betreffenden Hochschule zusammen. Sie geben Auskünfte über Studien- und Prüfungsordnungen, Praktikantenrichtlinien sowie weitere Hinweise, Adressen etc. Bei einigen Hochschulen sind diese Informationen auch schon im Personal- und Vorlesungsverzeichnis der Hochschule abgedruckt. Das **Vorlesungsverzeichnis** beinhaltet alle Lehrveranstaltungen für das folgende bzw. die beiden folgenden Semester an dieser Hochschule mit Titel, Ort und Zeitpunkt der Veranstaltung sowie den Namen des Dozenten. Im **Personalverzeichnis** sind, gegliedert nach Fakultäten oder Fachbereichen und Instituten, alle Mitarbeiter im wissenschaftlichen Bereich sowie der Hochschulverwaltung und der Selbstverwaltungsgremien der Hochschule aufgeführt. Diese Veröffentlichungen erhält man an der Hochschule, häufig auch im örtlichen Buchhandel.

Kommentierte Vorlesungsverzeichnisse mit weiteren Hinweisen zum Studium, Literaturhinweisen und kurzen Inhaltsangaben zu den Lehrveranstaltungen erhält man meistens bei den jeweiligen Instituten, Fachbereichen oder auch im örtlichen Buchhandel. Diese zum Teil recht umfangreichen Werke können schon den einen oder anderen Euro kosten. Sie werden zumeist zum Selbstkostenpreis abgegeben. Für (angehende) Studenten lohnt sich diese Investition aber, um einen besseren Überblick über das Fach zu bekommen. Des Weiteren gibt es noch diverse **Merkblätter, Infos, Praktikantenrichtlinien, Studien- oder Prüfungsordnungen,** die die Studenten oder solche, die es werden wollen, über die Hochschule und die angebotenen Fächer informieren.

Last but not least möchte ich noch die im Buchhandel erhältlichen **Studienführer** und **Fachstudienführer** nicht vergessen – Sie halten einen dieser Art in der Hand –, in denen alle wichtigen Informationen des Studiums bestimmter Fachrichtungen in der Bundesrepublik und/oder im Ausland zusammengefasst sind und die dadurch wichtige Entscheidungshilfen bieten.

Die Hochschulen kennen neben der fächerübergreifenden allgemeinen Studienberatung die so genannte **Fachstudienberatung.** Sie wird in der Regel von Hochschullehrern durchgeführt und ist im Wesentlichen für Studenten gedacht, die ihren individuellen Studienplan festlegen wollen oder bei einem Ortswechsel die Anerkennung von Studien- und Prüfungsleistungen besprechen müssen. Jedoch sollten sich auch Studieninteressenten nicht scheuen, einen Professor in der Sprechstunde aufzusuchen, um konkrete Fragen zum Fachstudium zu klären. Die Zentralen Studienberatungsstellen veröffentlichen normalerweise eine Liste sämtlicher Fachstudienberater an der Hochschule.

Für Studieninteressierte und Erstsemester ebenso interessant sind die **Fachschaften** (alle Studenten eines Fachbereichs) bzw. **Fachschaftsräte** (gewählte Interessenvertreter der Studenten eines Studiengangs), **Erstsemesterinitiativen** o. Ä., da auch hier Beratung und Orientierungsprogramme angeboten werden. Die Fachschaften organisieren häufig zusammen mit den Fachbereichen Einführungsveranstaltungen für Studienanfänger. Hier gibt es wichtige Informationen, wenn es darum geht, die eigenen Vorstellungen mit dem studentischen Alltag in Einklang zu bringen. Die Zentralen Studienberatungsstellen führen normalerweise eine Liste sämtlicher Einführungsveranstaltungen, Fachschaftsadressen, Erstsemesterinitiativen etc. an der Hochschule.

Viele Fachbereiche bzw. Hochschulen bieten mittlerweile ein so genanntes Schnupperstudium an. Dies beinhaltet die Möglichkeit, in ein bestimmtes Fach hineinzuschauen, etwas Studienatmosphäre zu schnuppern. Auch die **Tage der offenen Tür** oder auch **Hochschulinformationstage** an den verschiedenen Hochschulen bieten einen Einblick in die Hochschule.

Alle Fragen des Auslands- und des Ausländerstudiums können Sie im **Akademischen Auslandsamt** der jeweiligen Hochschule klären. Hier werden alle wichtigen Informationen zu diesen Themenbereichen bereitgehalten. In den Akademischen Auslandsämtern erhalten an einem Auslandsstudium interessierte Studierende die umfangreichen Informationsschriften des **Deutschen Akademischen Austauschdienstes** (DAAD, online unter www.daad.de abrufbar); ausländische Studienbewerber bekommen hier die erforderlichen Bewerbungsunterlagen für ein Studium sowie Auskünfte über die Anerkennung ihres Schulabschlusses. Das Akademische Auslandsamt ist die Begegnungs- und Beratungsstelle für deutsche und ausländische Studenten.

Die Suche nach einer geeigneten Unterkunft und die Finanzierung des Studiums stellen gerade für Studienanfänger in einer neuen Stadt nicht selten große Probleme dar, bei der die Studienberatung erste Schützenhilfe leisten kann. Hier helfen und beraten die örtlichen **Studentenwerke** mit ihren Förderungsabteilungen (BAföG-Abteilungen), Studentenwohnheim- oder Zimmervermittlungen. Die Studentenwerke sind auch die Träger der Mensen, die für das leibliche Wohl der Studenten sorgen. Sie sind für alle sozialen Belange der Studierenden zuständig.

Der **Allgemeine Studentenausschuss** (AStA), die gewählte Interessenvertretung der verfassten Studentenschaft, gewissermaßen die „studentische Regierung" – diese gibt es in den meisten Bundesländern – befasst sich u.a. auch mit den sozialen Problemen der Studenten, berät z.B. in BAföG-Fragen, organisiert teilweise eine Zimmervermittlung und stellt Notquartiere für Studienanfänger zur Verfügung.

Wechselt man den Hochschulort, kann eine weitere Institution der Hochschule wichtig werden: **das Prüfungsamt.** Es bearbeitet u.a. die Anerkennung auswärtiger Prüfungsleistungen und sorgt für die Organisation der Prüfungen in den jeweiligen Fächern. Am Anschlagbrett der Prüfungsämter werden die Prüfungstermine und auch die Prüfungsergebnisse veröffentlicht.

Die **Immatrikulationsämter** bzw. **Studentensekretariate** sind die Stellen innerhalb der Hochschulverwaltung, die sämtliche Bewerbungen bearbeiten. Sie nehmen die Einschreibung (Immatrikulation) vor und können, neben der Zentralen Studienberatung, über die aktuellen Zulassungsbeschränkungen und die Ergebnisse von Auswahlverfahren Auskunft geben.

Die **Zentralstelle für die Vergabe von Studienplätzen,** kurz **ZVS** (www.zvs.de), ist zwar keine Einrichtung an den Hochschulen, dennoch soll sie als weitere Beratungseinrichtung hier erwähnt werden. Bei der ZVS kann man alle Fragen über die verschiedenen Bewerbungsverfahren loswerden und klären. Die ZVS ist jedoch, anders als häufig vermutet wird, nur für eine geringe Anzahl der Studiengänge zuständig. Für Fragen zu Bewerbungsmodalitäten, Auswahlgrenzen in zulassungsbeschränkten Studiengängen und dem Ausfüllen der Antragsunterlagen hat die ZVS eine besondere telefonische Bewerberberatung eingerichtet. Das Zulassungsverfahren in den medizinischen Studiengängen, das über die ZVS läuft, wird an anderer Stelle noch ausführlich erklärt.

Auch das Internet bekommt zunehmende Bedeutung bei der Informationssuche, Bewerbung und im Studium. Alle Hochschulen haben mittlerweile eine Internet-Adresse (siehe Anhang). Wichtige Links zum Studium finden Sie auf den Homepages der jeweiligen Studienberatung (z. B. www.uni-hannover.de).

! Unter www.zvs.de sind alle Merkblätter der ZVS, die neuesten Ergebnisse der letzten Studienplatzverfahren und viele Erläuterungen nachzulesen.

Ein ganz informativer Link ist:
www.medizinstudent.de bzw. www.campus.doccheck.com.
Hier gibt es auf alle Fragen zum Medizinstudium eine Antwort.

3 Hochschulzugang und Zulassungsverfahren

An einer deutschen Hochschule werden Sie nur als „ordentlicher“ Student eingeschrieben (immatrikuliert), wenn Sie der entsprechenden Hochschule eine in Deutschland anerkannte Hochschulzugangsberechtigung (HZB) vorlegen können. Nur mit dieser Immatrikulation sind Sie berechtigt, an allen für einen Studiengang und Studienabschluss vorgeschriebenen Veranstaltungen teilzunehmen und die entsprechenden Prüfungen abzulegen.

Die allgemeine Hochschulreife und damit eine uneingeschränkte HZB erwerben Sie mit bestandenem Abitur. Der übliche Weg zum Erwerb dieser HZB führt über ein Gymnasium, eine Gesamtschule, ein Abendgymnasium oder Kolleg. In einigen Bundesländern kann man die allgemeine Hochschulreife unter eng gefassten Voraussetzungen jedoch auch durch eine besondere Prüfung erwerben. Auskünfte über diese Prüfungen erteilt das zuständige Kultusministerium oder auch die Studienberatung. Mit dieser HZB können Sie alle Studiengänge an allen Hochschulen der Bundesrepublik studieren. In den medizinischen Studiengängen wurden Sie bislang nur zugelassen, wenn Sie die allgemeine Hochschulreife besitzen! Neuerdings kann man jedoch auch ohne HZB den Weg zum Studium finden, wenn man einschlägige Berufserfahrung und entsprechende Weiterbildung (z. B. Krankenschwester und Weiterbildung zur OP-Schwester oder Lehrschwester) vorweisen kann. Niedersachsen hatte hier eine Vorreiterrolle mit Einführung einer fachbezogenen Hochschulzugangsberechtigung durch Prüfung (sog. Immaturenprüfung) an den Hochschulen in Niedersachsen (siehe auch Kap. 3.3 und 3.4). Weitere Informationen hierzu finden sich unter http://p5132.typo3server.info/studieren_ohne_abi.html.

Als Studienanfänger werden Sie im offiziellen Sprachgebrauch betitelt, wenn Sie sich in der Bundesrepublik um einen Studienplatz bewerben, in dem Sie noch nicht eingeschrieben sind oder waren. Als Studienanfänger haben Sie es schwer, denn Sie wissen nicht, wo Sie sich bewerben müssen, um an Ihren begehrten Studienplatz zu kommen. Hochschulwechsler, Quereinsteiger und andere wissen: Für mich ist nur die Hochschule zuständig, an der ich studieren will.

Als Studienanfänger in medizinischen Studiengängen haben Sie die Möglichkeit, sich bei der Zentralstelle für die Vergabe von Studienplätzen (ZVS, www.zvs.de) oder bei den Universitäten direkt zu bewerben. Über die andere Möglichkeit – per Gerichtsbeschluss – möchte ich weiter unten nur einige Bemerkungen loswerden. Für Ausländer gelten zum Teil andere Regelungen, die Sie im Kapitel 3.8 nachlesen können.

Erste Hinweise über die Vergabeart der verschiedenen Studiengänge können Sie der ZVS-Info entnehmen, ein DIN A4-Heft, das überall in den Gymnasien, Arbeitsämtern und Hochschulen ausliegt und zwar ab Mai für das kommende Wintersemester und ab November für das darauf folgende Sommersemester. Die Zulassungsbedingungen ändern sich zum Teil; Sie können sich nicht auf ältere Informationen verlassen! Auf jeden Fall erkennen Sie bei der Durchsicht der ZVS-Info, dass die Studienplätze für die Erstsemester in den medizinischen Studiengängen ausschließlich über die ZVS und seit dem Sommersemester 1998 im allgemeinen Auswahlverfahren vergeben werden!

Der ZVS-Info entnehmen Sie nicht nur, dass die medizinischen Studiengänge durch die ZVS nach dem allgemeinen Auswahlverfahren vergeben werden, sondern auch den Zulassungsantrag (Antrag auf Zuweisung eines Studienplatzes im ersten Fachsemester). Diesen Antrag müssen Sie ganz in Ruhe und penibel ausfüllen.

! Während des Bewerbungszeitraums von Anfang Dezember bis zum 15. Januar bzw. von Anfang Juni bis 15. Juli (Bewerbungsschluss) gibt es „AntOn“, den Zulassungsantrag im Online-Format. Das DatenInformationsSystem, kurz DaISy, bietet Ihnen die Möglichkeit, auf Ihre gespeicherten Daten zuzugreifen. Beachten Sie insbesondere den Punkt 3: Angaben zur Auswahl und Sonderanträge. Denken Sie lange darüber nach, ob Sie nicht doch einen Sonderantrag stellen können – hinterher ist es zu spät!

3.1 Das allgemeine Auswahlverfahren

Das Zulassungsverfahren für medizinische Studiengänge hat sich im Laufe der Jahre mehrfach geändert: Galt anfangs nur der Numerus clausus bzw. die Wartezeit, wurde von 1987 bis 1998 der Test für medizinische Studiengänge, kurz der „Medizinertest“, angewandt. Seit Sommersemester 1998 werden die medizinischen Studiengänge nur noch nach dem allgemeinen Auswahlverfahren vergeben.

Grundsätzliches zur Auswahl

(Das Folgende ist der ZVS-Info Wintersemester 2008/9 entnommen).
Etwa 10 % der Studienplätze werden als Vorab-Quoten für besondere Bewerbergruppen vergeben: für Ausländer, Zweitstudienbewerber, Härtefälle, Sanitätsof-

fiziere der Bundeswehr und Bewerber mit besonderer Hochschulzugangsberechtigung. Außerdem werden Studienplätze für Bewerber mit einem Anspruch auf Auswahl nach einem Dienst vorbehalten (auf Grund früheren Zulassungsanspruchs – zur Definition des Dienstes siehe Abschnitt „Die Auswahl nach Wartezeit" unter Zusätzliche Wartezeiten, Punkt 3), und zwar in einem der tatsächlichen Zahl der betreffenden Bewerber entsprechenden Umfang. Die verbleibenden Studienplätze werden zu 20 % nach der Durchschnittsnote (Abiturbeste), weitere 20 % nach Wartezeit und 60 Prozent von den Hochschulen nach dem Ergebnis eines hochschuleigenen Auswahlverfahrens selbst vergeben. (Die Bestimmungen für ausländische Studenten werden in Kap. 3.8 erläutert.)

Studienplatzquoten ab Wintersemester 2005/06

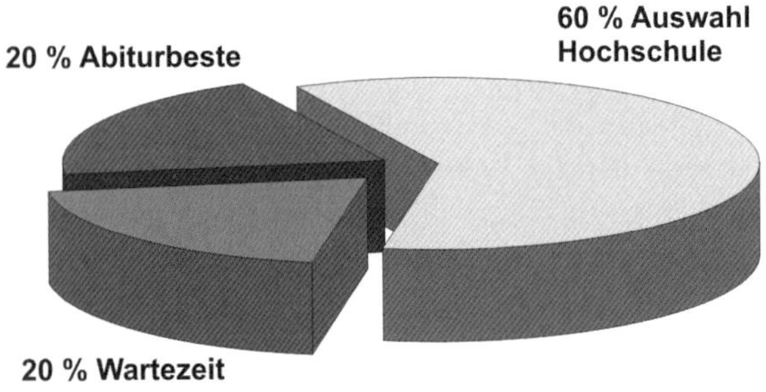

Die Auswahl nach der Quote Abiturbeste

Seit dem Wintersemester 2000/01 hat sich die Leistungsquote von 60 % über 51 % auf 20 % verringert. Bevor allerdings die Plätze an den Universitäten vergeben werden, muss zuerst festgestellt werden, wer denn zu den Abiturbesten gehört. Dabei ist die auf Ihrem Zeugnis aufgeführte Durchschnittsnote maßgeblich. Die dahinter stehende Punktzahl oder die Auswahl Ihrer Grund- und Leistungskurse spielt dagegen in dieser Quote keine Rolle. Innerhalb der Quote für die Auswahl nach der Durchschnittsnote gehen Bewerber mit besserer Durchschnittsnote den Bewerbern mit schlechterer Durchschnittsnote vor. Zwischen Bewerbern mit gleicher Durchschnittsnote werden die Rangplätze mit Hilfe von so genannten nachrangigen Kriterien festgelegt. Dabei gehen zunächst die Bewerber mit der längeren Wartezeit vor. Bei gleicher Durchschnittsnote und Wartezeit haben die Bewerber Vorrang, die einen Dienst vollständig geleistet haben (Zur Definition des Dienstes siehe Abschnitt

„Die Auswahl nach Wartezeit“ unter Zusätzliche Wartezeiten, Punkt 3). Schließlich entscheidet das Los. Somit besteht eine eindeutige Rangfolge unter den Bewerbern, die den betreffenden Studiengang gewünscht haben. In dieser Reihenfolge wählt die ZVS die Bewerber aus, bis die Studienplätze, die in der Quote zur Verfügung stehen, ausgeschöpft sind.

Der Gerechtigkeit halber bildet die ZVS bei der Vergabe der Studienplätze nach der Durchschnittsnote 16 so genannte Landesquoten. Entsprechend der Bewerberzahl eines Bundeslands wird diesem Land bzw. den Bewerbern ein bestimmter Prozentsatz an Studienplätzen zur Verfügung gestellt und so konkurrieren diese dann nur unter den Landsleuten, die im selben Bundesland ihr Abitur gemacht haben. Dadurch wird gewährleistet, dass sich unterschiedliche Bewertungsmaßstäbe bei der Benotung der schulischen Leistungen in den einzelnen Ländern nicht nachteilig für die Bewerber auswirken.

Krankheiten oder andere vom Antragsteller nicht zu vertretende Umstände können sich nachteilig auf die Durchschnittsnote ausgewirkt haben. Um einen Ausgleich für erlittenen Nachteil zu erreichen, kann der Bewerber einen Antrag auf Nachteilsausgleich – Sonderantrag D: Verbesserung der Durchschnittsnote – stellen.

Ist dieser Antrag begründet, wird der Bewerber mit einer verbesserten Durchschnittsnote am Vergabeverfahren beteiligt. Dieser Zusatzantrag kann nur anerkannt werden, wenn der Antragsteller nicht nur die geltend gemachten Umstände nachweist (z. B. durch Bescheinigungen über eine längere Krankenhausbehandlung nach einem Verkehrsunfall), sondern auch die Auswirkung dieser Umstände auf die Durchschnittsnote (Beispiel: Die Durchschnittsnote eines Bewerbers, der nach einem Verkehrsunfall monatelang nicht die Schule besuchen konnte, betrug vor diesem Ereignis 2,0, danach bis zum Abitur 2,3. In diesem Fall würde eine Verbesserung der Durchschnittsnote um 0,3 gewährt). Der Nachweis über die schulischen Auswirkungen soll grundsätzlich mit Hilfe der Schulzeugnisse geführt werden.

Grundsätzlich läuft die Studienplatzvergabe immer in zwei Schritten ab. Erst wenn die ZVS – wie oben beschrieben – in einem ersten Schritt festgestellt hat, wer in der jeweiligen Landesquote zu den Abiturbesten gehört, entscheidet sie in einem zweiten Schritt über den Studienort.

Maßgeblich sind dabei Ihre Ortswünsche. Sechs Universitäten dürfen Sie nennen. Da sich aber die Nachfrage der Studienbewerber auf die einzelnen Studienorte ungleichmäßig verteilt, wird wiederum nach der Abiturdurchschnittsnote über den

Studienort entschieden (Hochschul-NC). Wer nur besonders beliebte Studienorte angibt, kann trotz eines Superabiturs Pech haben, weil zu viele Abiturienten mit ähnlich guten Noten an der gleichen Universität studieren wollen.

Die Auswahl nach Wartezeit

Bei der Auswahl nach Wartezeit kommt es auf die Zeit an, die seit dem Erwerb des Abiturs vergangen ist; wie die Wartezeit berechnet wird und ggf. verbessert werden kann, ist in den folgenden Abschnitten erläutert.

Seit dem Wintersemester 2000/01 hat sich die Wartezeitquote von 40% über 25% auf 20% der Plätze verringert. Bewerber mit längerer Wartezeit gehen Bewerbern mit kürzerer Wartezeit vor. Unter Bewerbern mit gleicher Wartezeit entscheiden in der angegebenen Reihenfolge folgende nachrangige Kriterien: Durchschnittsnote, abgeleisteter Dienst, Los.

Die Berechnung der Wartezeit

Entgegen weit verbreiteter Meinung gibt es keine „Warteliste“, in der Sie sich eintragen müssen. Ihre Wartezeit wird zu jedem Semester neu berechnet, zu dem Sie sich bewerben. Auch wer sich zwischenzeitlich einmal nicht beworben hat, erhält dafür sein Halbjahr Wartezeit. Wer beispielsweise nach dem Abitur zuerst eine Berufsausbildung absolviert und sich am Ende der Ausbildung zum ersten Mal um einen Studienplatz bewirbt, bekommt die entsprechende Anzahl von Semestern als Wartezeit angerechnet. Das gleiche gilt für Auslandsaufenthalte oder einen „Dienst“ (Wehrdienst, Zivildienst, freiwilliges soziales oder ökologisches Jahr). Wer ausreichend lange gewartet hat, kommt auch in den NC-Fächern mit Sicherheit zum Studienplatz.

Ihre Wartezeit wird nach der Zahl der Halbjahre berechnet, die seit Ihrem Abitur bis zum Beginn des Semesters, für das Sie sich bewerben wollen, in vollem Umfang verstrichen sind. Halbjahre sind die Semesterzeiträume vom 1. April bis zum 30. September und vom 1. Oktober bis zum 31. März. Das Halbjahr, in dem Sie Ihr Abitur erlangt haben, wird bei der Berechnung nicht berücksichtigt. Wenn Sie beispielsweise Ihr Abitur im Juni 2008 abgelegt haben, beginnt die Zählung der Halbjahre mit dem Wintersemester 2008/2009. Bei einer Bewerbung zum Sommersemester 2010 hätten Sie also – bis einschließlich Wintersemester 2009/2010 – drei Halbjahre „gewartet“. Die insgesamt zu berücksichtigende Wartezeit ist auf 16 Halbjahre begrenzt.

Parkstudium

Parkstudienzeiten zählen nicht als Wartezeiten. Dies bedeutet, dass von der Gesamtzahl der Halbjahre, die seit Ihrem Abitur verstrichen sind, die Zahl der Semester, in denen Sie ein Parkstudium betrieben haben, abgezogen wird. Nach den Zulassungsbestimmungen für deutsche Studienbewerber zählen als Parkstudium die Semester, in denen der Antragsteller an einer deutschen Hochschule eingeschrieben war.

Zusätzliche Wartezeiten

Zusätzliche Wartezeiten werden angerechnet, wenn der Bewerber eine Berufsausbildung abgeschlossen hat oder berufstätig war (siehe dazu Ausführungen im ZVS-Info oder in den aktuellen ZVS-Merkblättern, die unter www.zvs.de mit „Download“ auf den eigenen PC geladen werden können).

In einigen wenigen - allerdings auslaufenden - Fällen gibt es für eine Berufsausbildung vor dem Abitur eine Gutschrift auf die Wartezeit (Stand: 2007). Wie hoch ist die Bonierung? Eine Bonierung der Wartezeit kann nur dann vorgenommen werden, wenn die Berufsausbildung vor dem Erwerb der Studienberechtigung erlangt wurde. Wer seine Studienberechtigung vor dem 16. Januar 2002 erworben und vor deren Erwerb eine Berufsausbildung erlangt hat, erhält eine Verbesserung der Wartezeit um ein Halbjahr für je volle sechs Monate Ausbildungszeit, höchstens jedoch vier Halbjahre. Wurde die Studienberechtigung nach dem 15. Januar 2002 erworben, gibt es nur noch eine Wartezeitverbesserung von zwei Halbjahren. Wer die Studienberechtigung nach dem 15. Juli 2007 erwerben wird, erhält für die Absolvierung einer Berufsausbildung vor dem Erwerb der Hochschulzugangsberechtigung keine Wartezeitverbesserung mehr.

Antrag auf Verbesserung der Wartezeit

Krankheiten oder andere vom Antragsteller nicht zu vertretende Umstände können dazu geführt haben, dass der Bewerber ein Schuljahr wiederholen musste. Deshalb hat er nun eine geringere Wartezeit, als dies unter günstigeren Umständen zu erwarten gewesen wäre. Dann kann er einen Antrag auf Nachteilsausgleich – Sonderantrag F Verbesserung der Wartezeit – stellen. Ist dieser Antrag begründet, wird der Bewerber mit einer verbesserten Wartezeit am Vergabeverfahren beteiligt. Kann der Bewerber beispielsweise nachweisen, dass er aufgrund einer Krankheit erst ein Jahr später Abitur machen konnte, dann kann seinem Antrag auf Verbesserung der Wartezeit stattgegeben werden. Dieser Zusatzantrag kann nur anerkannt werden, wenn der Antragsteller nicht nur die geltend gemachten Umstände nachweist (z. B. durch Bescheinigungen über eine längere Krankenhausbehandlung nach einem Verkehrsunfall); zusätzlich muss er (z. B. mit Hilfe einer Schulbescheinigung) nachweisen, dass sich infolge der geltend gemachten Umstände seine schulische Ausbildung verzögert hat.

Das bedeutet beispielsweise: Jemand hat im Mai 2008 das Abitur abgelegt und bewirbt sich zum Wintersemester 2009/2010. Dann hat er regulär zwei Wartesemester. Kann er aber nachweisen, dass er ohne die Erkrankung das Abitur bereits 2007 geschafft hätte, dann können ihm bei Gewährung des Antrages zwei Semester zusätzlich auf die Wartezeit anerkannt werden, so dass er insgesamt vier Semester Wartezeit hat. Beispiele für begründete Anträge finden sich im ZVS-Info.

Auswahlverfahren der Hochschulen

(Näheres unter Merkblatt M 12 „Nach eigenen Maßstäben – Das Auswahlverfahren der Hochschulen in den bundesweit einbezogenen Studiengängen“ über die ZVS bzw. unter www.zvs.de mit „Download“ auf den eigenen PC laden)
Neben der Zulassung in den „ZVS-Quoten“ Abiturbeste und Wartezeit gibt es die Zulassungsmöglichkeit im Rahmen des Auswahlverfahrens der Hochschulen (60 % der Plätze). Ausgewählt werden dazu Bewerber, die über die Quoten Abiturbeste und Wartezeit keinen Studienplatz erhalten haben. Eine große Zahl der Bewerber, denen die ZVS einen Ablehnungsbescheid zusenden muss, erhält durch diese Möglichkeit eine weitere Zulassungschance. Unter den abgelehnten Bewerbern wählt die ZVS die Teilnehmer am Auswahlverfahren der Hochschule aus und zwar drei Mal mehr als Plätze in dieser Quote zur Verfügung stehen.

Ein großer Teil der Universitäten hat sich auch im Hochschulverfahren für die Durchschnittsnote als Auswahlkriterium entschieden und die ZVS mit der Auswahl beauftragt. Wenn Hochschulen eigene Auswahlkriterien anwenden, führen sie häufig eine Vorauswahl durch, um nur Bewerber mit bestimmten Mindestanforderungen in das eigentliche Auswahlverfahren hineinzulassen.

Wenn im Hochschulverfahren die ZVS die Bewerber im Auftrag der Hochschulen nach Qualifikation ausgewählt hat, sind bei der jeweiligen Hochschule die Durchschnittsnote, sowie bei gleicher Note das nachrangige Kriterium „Dienst“ aufgeführt, bis zu denen die Bewerber ausgewählt werden konnten (besteht dann immer noch Ranggleichheit, entscheidet über die endgültigen Zulassung das Los). Über die Frage, wer am Auswahlverfahren teilnimmt, entscheidet also die Durchschnittsnote.

Nachdem feststeht, wer am Auswahlverfahren der Hochschulen teilnehmen darf, werden die Teilnehmer nach ihren Studienortwünschen auf die Hochschulen verteilt. Sind für eine Hochschule mehr Bewerber als Plätze vorhanden, werden zwei Ranglisten gebildet. Bis zu 75 % der Bewerber werden nach den Sozialkriterien 1 bis 3 des Ortsverteilungsverfahrens (siehe Sozialquote) auf die Hochschulen verteilt (nachrangig: Durchschnittsnote, Los). 25 % der Bewerber werden nach ihrer Durchschnittsnote – die bessere Note geht der schlechteren voraus – auf die Hochschulen verteilt (nachrangig: Sozialkriterien, Los).

Jede Hochschule hat die Möglichkeit, die Auswahl nach folgenden Kriterien durchzuführen:

- Auswahl nach der Durchschnittsnote der Hochschulzugangsberechtigung: Sehr viele Hochschulen beauftragen die ZVS hiermit.
- Auswahl nach dem Ergebnis eines von der Hochschule durchzuführenden Auswahlgesprächs mit den Bewerbern, das Aufschluss über die Motivation und die Eignung für das Studium gibt.
- Auswahl nach der Art einer Berufsausbildung/-tätigkeit vor oder nach Erwerb der Hochschulzugangsberechtigung.
- Auswahl aufgrund einer Verbindung der Kriterien.

Welche Auswahlkriterien die jeweilige Hochschule zugrunde legt, kann in der jeweiligen ZVS-Info bzw. auf der Internet-Seite der ZVS nachgelesen werden. Für den Fall, dass die Hochschule selbst die Auswahl durchführt, teilt sie den ausgewählten Bewerbern in einem Zulassungsbescheid einen Termin mit, bis zu dem sie sich einschreiben müssen. Nach Ablauf dieser Frist wird der Zulassungsbescheid unwirksam. Wer nicht ausgewählt werden konnte, erhält von der Hochschule einen Ablehnungsbescheid.

Für den Fall, dass die ZVS mit dem Auswahlverfahren durch die Hochschule beauftragt wurde, sendet die ZVS den Bewerbern zwei Bescheide: Zum einen den Ablehnungsbescheid der ZVS, der die Voraussetzung für die Teilnahme am Auswahlverfahren war, und zum anderen den Zulassungs- oder Ablehnungsbescheid, den die ZVS im Auftrag der Hochschule erstellt hat.

! Weitere Informationen zum Auswahlverfahren durch die Hochschulen bzw. dem Auswahlgespräch sind unter www.auswahlgespraeche.de erhältlich (siehe auch Hinweise für weiterführende Literatur im Anhang).

Weitere Hinweise zur Auswahl

Die Zulassungschancen können sich in jedem Vergabeverfahren ändern. Sie hängen jeweils von der aktuellen Konkurrenzsituation ab, d. h. einerseits von der Anzahl der im gewünschten Studiengang vorhandenen Studienplätze, andererseits von der Zahl der Bewerber für diesen Studiengang und ihren für die Auswahl maßgebenden Daten (Durchschnittsnote und Wartezeit). Genaue Prognosen über künftige Konkurrenzverhältnisse können die Hochschule oder die ZVS ebenso wenig treffen wie die Bewerber.

In diesem Zusammenhang muss darauf hingewiesen werden, dass die Ansicht vieler Antragsteller, die Rangplätze auf den Ranglisten nach Durchschnittsnote und Wartezeit und damit die Zulassungschancen müssten von Bewerbung zu Bewerbung steigen, unzutreffend ist. An jedem Vergabeverfahren nehmen alte und neue Bewerber teil. Daher müssen die Rangplätze aller Bewerber auf den Ranglisten nach der Durchschnittsnote und nach Wartezeit jedes Mal neu bestimmt werden. Der Rangplatz eines Bewerbers kann sich dabei von einem zum anderen Vergabeverfahren verbessern, aber auch verschlechtern. So kann sich z. B. der Rangplatz auf der Rangliste nach Wartezeit verschlechtern, falls neue Bewerber als Konkurrenten für den gewünschten Studiengang auftauchen, die sich zuvor – z. B. wegen anderer Berufswünsche – nicht für ein Studium interessiert hatten und eine bessere Wartezeit haben.

Eines ist aber sicher: Es ist nur eine Frage der Zeit, bis auch die Leute einen Studienplatz erhalten, die ein miserables Abitur hingelegt haben, denn über die Wartezeit kommt jeder ans Ziel!

Nachrückverfahren/Abschluss des Verfahrens

Da nicht alle Bewerber ihren Studienplatz annehmen wollen oder können, wird in der Regel ein Nachrückverfahren durchgeführt, bei dem die Bewerber mit den nächstgünstigen Auswahlkriterien noch einen Studienplatz zugewiesen bekommen, auch wenn sie zuvor schon eine Ablehnung erhalten haben.

Ob Sie eine Chance haben, im Nachrückverfahren einen Studienplatz zu erhalten, lässt sich selbst dann schwer sagen, wenn die Hochschule in dem Ablehnungsbescheid Ihren Rangplatz und den Rangplatz des zuletzt ausgewählten Bewerbers angibt, da man nicht weiß, wie viele Zugewiesene den Studienplatz nicht annehmen. Spätestens nach dem zweiten Nachrückverfahren wird in aller Regel das Verfahren für abgeschlossen erklärt. Zeitlich fällt dies meist mit dem Beginn der Vorlesungen zusammen. Auf Grund des Rangplatzes im Ablehnungsbescheid ist auch keine Aussage über zukünftige Zulassungschancen möglich, da die Ranglisten für jeden Bewerbungstermin anhand der eingegangenen Bewerbungen neu aufgestellt werden.

Das Losverfahren der Hochschulen nach Abschluss der Zulassungsverfahren

(Näheres unter Merkblatt M 10 „Das Losverfahren der Hochschulen" bei der ZVS bzw. unter www.zvs.de mit „Download" auf den eigenen PC laden).
Auch nach Abschluss der Studienplatzvergabe durch die ZVS können an einzelnen Hochschulen vereinzelt noch Studienplätze frei bleiben oder wieder frei werden. Je nach Wunsch der Hochschule können diese Plätze durch die ZVS in weiteren Nachrückverfahren vergeben werden oder von der Hochschule selbst in Form eines Losverfahrens, zu dem man sich formlos bei den Hochschulen anmelden kann.

3.2 Die Ortsverteilung durch die ZVS

(Näheres unter Merkblatt M 13 „Entscheidung über den Studienort" bei der ZVS bzw. unter www.zvs.de mit „Download" auf den eigenen PC laden).
Freundlicherweise werden Sie im Bewerbungsantrag gefragt, an welchem Ort bzw. an welcher Hochschule Sie am liebsten studieren wollen. Sie haben die Gelegenheit, alle in Frage kommenden Hochschulen in eine Rangordnung zu bringen oder nur Ihren Lieblingsort anzugeben. Die ZVS gibt an, sie würde ca. 80 % der Studienortswünsche erfüllen. Da aber die deutlich überwiegende Mehrheit aller Studienbewerber möglichst an der nächstgelegenen Hochschule studieren möchte, gibt es vor allem in den Ballungsgebieten Probleme, alle Studienwünsche zu erfüllen, während in den dünner besiedelten Gebieten noch Studienplätze verfügbar sind. Die sozialen, familiären und wirtschaftlichen Bindungen an den gewünschten Studienort spielen auch bei der Entscheidung für den Studienort eine große Rolle.

Diese Regelung hat allerdings dazu geführt, dass Bewerber, die an einer stark nachgefragten Hochschule studieren möchten, aber nicht mit ihren Eltern im Einzugsbereich der Hochschule wohnen, trotz möglicherweise hervorragender Noten nur eine kleine Chance haben, dort auch einen Studienplatz zu erhalten, weil die Plätze oft nicht einmal für die dortige Wohnbevölkerung ausreichen.

Das Ortsverteilungsverfahren hat sich deshalb seit dem Wintersemester 2000/2001 geändert. Es wurde eine Leistungskomponente eingebaut: Die Abiturnote bekommt gegenüber den bisherigen Verteilungsmodalitäten ein stärkeres Gewicht. Die folgenden Angaben sind dem Merkblatt M 9 der ZVS entlehnt.

Turboquote (erste Rangliste)

Über die Besetzung von genau 25 % (früher 17,5 %) der an einer Hochschule verfügbaren Studienplätze entscheidet vorrangig die Abiturnote. Durch diese Regelung gelangen also die besten Abiturienten an die von ihnen gewünschte Hochschule – gleichgültig ob sie im Einzugsbereich der Hochschule bei ihren Eltern wohnen oder ob sie irgendwo sonst im Bundesgebiet zu Hause sind.

Mit welchen Abiturnoten man aber in dieser Quote noch erfolgreich sein wird, lässt sich nicht vorhersagen.

Sozialquote (Zweite Rangliste)

Über die Besetzung von 75 % (früher 82,5 %) der an einer Universität verfügbaren Studienplätze, also dem deutlich größeren Teil, wird weiterhin nach den sozialen Bindungsgründen an den Studienort verteilt. In dieser Reihenfolge geht die ZVS dabei vor:

Zuerst werden Schwerbehinderte an den gewünschten Ort verteilt. Danach Bewerber, die verheiratet sind oder ein eigenes Kind zu versorgen haben und an der dem Wohnort nächstgelegenen Hochschule studieren wollen. Als dritte Gruppe werden Bewerber berücksichtigt, die in einem Sonderantrag besonders zwingende Bindungen an ihren Hauptwunschort nachgewiesen haben. Die vierte Gruppe bilden Bewerber, die bei ihren Eltern/Pflegeeltern gemeldet sind und an der dem Wohnort nächstgelegenen Hochschule studieren wollen.

Bewerber, für die die Kriterien 1 bis 4 nicht zutreffen, haben die geringste Bindung zum gewünschten Studienort und können deshalb nur zuletzt berücksichtigt werden.

Andere Orte

Wenn die ZVS einen Bewerber wegen fehlender Studienplätze nicht am Wunschort zulassen konnte, prüft sie, ob eine Zulassung an anderen vom Bewerber genannten Orten möglich ist. Erst wenn auch dort keine Studienplätze verfügbar sind, bietet die ZVS einen Studienplatz an einer vom Bewerber nicht genannten Hochschule an.

So erreicht die ZVS, dass alle vorhandenen Ausbildungsmöglichkeiten genutzt werden und dass niemand aus Mangel an Information ohne Studienplatz bleibt.

Sollten Sie auf die Idee kommen, irgendeinen Studienort auszuschließen (auf dem Antrag haben Sie die Möglichkeit), kann es Ihnen passieren, dass Sie nach dem Auswahlverfahren einen Studienplatz erhalten haben, aber keiner Hochschule zugewiesen werden konnten, da Ihre allein genannte Hochschule schon von Bewerbern mit günstigeren Kriterien belegt ist. Sie wären nicht der Erste, der dadurch seine Chance verspielt!

Verhältnis Studienplatzangebot/Bewerbungen

	Studienplätze	Bewerber	Verhältnis
Wintersemester 2007/2008			
Medizin	8.377	35.033	1:4,2
Zahnmedizin	1.508	5.343	1:3,5
Tiermedizin	1.050	5.762	1:5,5
Wintersemester 2008/2009			
Medizin	8.454	35.393	1:4,2
Zahnmedizin	1.495	5.480	1:3,7
Tiermedizin	1.070	5.567	1:5,2

Das Verhältnis Studienbewerber pro Studienplatz schwankte in den vergangenen Jahren erheblich zwischen den Studienorten: In Marburg bewarben sich zeitweise auf einen Studienplatz 1,4 Bewerber, an der Charité in Berlin 8,1. In der ZVS-Info werden für jedes Semester die Ergebnisse der letzten beiden Vergabeverfahren publiziert (Auswahlgrenzen in den Quoten nach Abiturbesten und Wartezeit bezogen auf die jeweilige Hochschule).

Erwähnt sei noch die Möglichkeit des Studienplatztausches: Wenn Sie einen geeigneten Tauschpartner (über Schwarze Bretter an den Hochschulen oder so genannte Tauschbörsen in überregionalen Tageszeitungen oder im Internet, (www.studienplatztausch.de) finden, können Sie vielleicht doch noch an den gewünschten Ort kommen. Voraussetzung: Der Tauschpartner muss im selben Studiengang und im selben Semester eingeschrieben sein!

3.3 Der Erwerb der fachbezogenen Hochschulzugangsberechtigung durch Prüfung – dargestellt am Beispiel in Niedersachsen

In den meisten Bundesländern gibt es unterschiedliche Regelungen, wie man auch ohne Hochschulzugangsberechtigung nach Abschluss einer Berufsausbildung einen Studienplatz für Human-, Zahn- oder Tiermedizin erhalten kann (Übersicht im Internet: http://p5132.typo3server.info/niedersachsen.html). Auch im Ausland kann es unter bestimmten Bedingungen möglich sein, ein Studium ohne Abitur aufzunehmen. Erfahrungsberichte dazu liegen für Großbritannien, Irland und die USA vor (siehe auf der vorgenannten Internet-Seite). Im Folgenden wird am Beispiel Niedersachsen das Bewerbungsverfahren erläutert.

Voraussetzungen

Rechtsgrundlage der Prüfung ist der § 18 Abs. 1 Satz 2 Nr. 2 Niedersächsischen Hochschulgesetzes (NHG) i.d.F. vom 24.06.2002 (Nds. GVBl. Nr. 19/2002 S. 285), zuletzt geändert per 21. Juni 2006, in Verbindung mit der Verordnung über den Erwerb der fachbezogenen Hochschulzugangsberechtigung durch Prüfung (HzbPrüfVO) vom 12.01.2001 (Nds. GVBl. S. 4), geändert durch Verordnung vom 25.02.2002 (Nds. GVBl. S. 84)

Voraussetzungen:
- Der Bewerber muss nachweisen, dass er seit mindestens einem Jahr die alleinige oder die Hauptwohnung im Lande Niedersachsen besitzt.
- Der Bewerber muss eine mindestens zweijährige Ausbildung in einem anerkannten Ausbildungsberuf oder in einem als anerkannt geltenden Ausbildungsberuf durch Prüfung abgeschlossen haben und danach eine mindestens zweijährige entsprechende hauptberufliche Tätigkeit oder mindestens dreijährige sonstige hauptberufliche Tätigkeit nachweisen. Berufsausbildung und -tätigkeit müssen nicht studiengangbezogen sein. Die für eine Ausbildung erforderlichen Praktika gelten nicht als Berufstätigkeit. Weitere abgeschlossene Berufsausbildungen können auf die hauptberufliche Tätigkeit angerechnet werden. Wehr- und Zivildienstzeiten können, bis auf drei Monate Grundwehrdienst dieser Dienstzeit, angerechnet werden.
- An die Stelle der vorstehend genannten Voraussetzungen der Berufsausbildung und anschließender zwei- bzw. dreijähriger Berufstätigkeit kann auch eine mindestens fünfjährige hauptberufliche Tätigkeit in einem Berufsbereich treten, dessen Anforderungen denen eines entsprechenden Ausbildungsberufes vergleichbar sind. Die selbstständige Führung eines Haushalts mit verantwortlicher Betreuung

mindestens einer erziehungs- oder pflegebedürftigen Person gilt, bezogen auf die drei- bzw. fünfjährige Beschäftigung, als hauptberufliche Tätigkeit. Weitere abgeschlossene Berufsausbildungen können auf die hauptberufliche Tätigkeit angerechnet werden, ebenso Zeiten des Wehrdienstes sowie des zivilen Ersatzdienstes, wenn die dort ausgeübten Tätigkeiten denen eines Ausbildungsberufes vergleichbar sind. Zeiten der Arbeitslosigkeit können nicht angerechnet werden.

- In besonderen Fällen sind Ausnahmen möglich. Die Ausnahmegenehmigung ist zu beantragen beim Niedersächsisches Landesprüfungsamt für Lehrämter, Berliner Allee 12, 30175 Hannover, Tel.: 0511/3 36 98-51, Fax: -40.
- Der Bewerber muss durch Gutachten einer anerkannten Weiterbildungseinrichtung, einer Verwaltungs- und Wirtschaftsakademie oder einer Fernstudieneinrichtung oder einer Person, die ein Hochschulstudium in dem betreffenden Studiengang oder Hauptfach abgeschlossen und eine längere und intensive Vorbereitung der Bewerberin oder des Bewerbers gefördert hat, nachweisen, dass er sich intensiv auf die Prüfung vorbereitet.
- Bewerber, die eine Prüfung zum Erwerb der fachbezogenen Hochschulzugangsberechtigung auch nach einem zweiten Versuch endgültig nicht bestanden haben, werden nicht zugelassen.

! Es wird empfohlen, vor Beginn der Vorbereitungsphase zu prüfen und im Zweifelsfalle mit der oder dem zuständigen örtlichen Beauftragten des Prüfungsamtes zu klären, ob alle Zulassungsvoraussetzungen erfüllt werden.

Ablauf der Prüfung

In der Prüfung sind die für das Medizinstudium notwendigen Fähigkeiten und Kenntnisse nachzuweisen, insbesondere die Fähigkeit, Strukturen und Zusammenhänge zu erkennen, sowie auf Selbstständigkeit gegründete Denk- und Urteilsfähigkeit und Verständnis für wissenschaftliche Fragen. Zu diesen Voraussetzungen gehört auch Sicherheit im mündlichen und schriftlichen Gebrauch der deutschen Sprache. In der Prüfung soll an die beruflichen Qualifikationen des Bewerbers angeknüpft werden.

Die Prüfung findet an der Hochschule statt, an der das Studium aufgenommen werden soll. Sie wird von einem Prüfungsausschuss abgenommen, der aus je einem Lehrenden der Hochschule, der Schule (Gymnasium) und der Weiterbildung besteht. Die Prüfung umfasst einen allgemeinen und einen besonderen Teil.

Der allgemeine Teil besteht aus:
a) Einer schriftlichen Arbeit von fünf Stunden (Textanalyse) unter Aufsicht,
b) einer mündlichen Prüfung von etwa 50 Minuten über die allgemeinen Kenntnisse und Fähigkeiten der Bewerber, die sie anhand von kulturellen, politischen, gesellschaftlichen oder wirtschaftlichen Themen nachzuweisen haben,
c) einer dreistündigen schriftlichen Arbeit in einer Fremdsprache (in der Regel Englisch) unter Aufsicht und
d) einer dreistündigen schriftlichen Arbeit in Mathematik oder einer Naturwissenschaft (Biologie, Chemie oder Physik) unter Aufsicht.

Bei c) und d) darf nicht das Fach gewählt werden, das Gegenstand der besonderen Prüfung ist.

Die mündliche Prüfung erstreckt sich auf ein vom Bewerber benanntes Interessengebiet aus dem kulturellen, politischen, gesellschaftlichen oder wirtschaftlichen Bereich. Es kann einem der folgenden Sachbereiche entnommen werden: Arbeit/Beruf/Freizeit, Bildung/Erziehung, Geographie/Umwelt, Kommunikation/Kultur/Medien, Naturwissenschaft, Geschichte/Politik, soziale Beziehungen/soziale Verantwortung, Technik, Wirtschaft.

Das Interessengebiet kann sich auf zwei oder mehrere Sachbereiche erstrecken, darf aber nicht dem gewählten Studiengang (also Medizin, Zahnmedizin oder Tiermedizin) entnommen werden.

Das Prüfungsgespräch gliedert sich in zwei Abschnitte:

Im ersten Prüfungsabschnitt wählt der Bewerber ein Thema aus dem genannten Interessengebiet, das nach Art und Inhalt geeignet ist, daran folgende Fähigkeiten nachzuweisen:
- Kurzgefasstes selbstständiges Darstellen eines Themas,
- Aufzeigen und Erörtern unterschiedlicher Auffassungen, Positionen und möglicher Konflikte,
- Anbieten und Begründen einer eigenen Stellungnahme, Aufzeigen möglicher Handlungskonsequenzen einschließlich möglicher Lösungen.

Im zweiten Prüfungsabschnitt wird dem Bewerber eine ihm unbekannte Information (Text, Bild, Tabelle) zum jeweiligen Interessengebiet vorgelegt. Der Bewerber hat diese Information in den Sach- und Problemzusammenhang des eigenen Interessengebiets einzuordnen.

Interessengebiet und gewähltes Thema sind bei der Meldung zur Prüfung durch den Bewerber zur Prüfung anzugeben und können an die beruflichen Qualifikationen und Erfahrungen anknüpfen.

Bei der Prüfung und Bewertung soll mit berücksichtigt werden, ob der Bewerber die Fähigkeit erkennen lässt, seine beruflichen und gesellschaftlichen sowie seine Bildungs- und Weiterbildungserfahrungen gedanklich zu verarbeiten und in übergeordnete Zusammenhänge einzuordnen.

Der besondere Teil bezieht sich auf die wesentlichen Grundlagen der Medizin, Zahnmedizin oder Tiermedizin.

Es gibt zwei Teilprüfungen:
a) Eine schriftliche Arbeit von fünf Stunden unter Aufsicht und
b) eine mündliche Prüfung von etwa 50 Minuten.
Dabei soll festgestellt werden, ob der Bewerber über fachliche Voraussetzungen verfügt, die den Anforderungen des ersten Fachsemesters genügen.

Für die schriftliche Prüfung gibt der Bewerber ein nicht zu enges Fachgebiet aus dem angestrebten Studiengang (Medizin, Zahnmedizin oder Tiermedizin) an. Daraus werden zwei Themen für die schriftliche Prüfung zur Wahl gestellt.

Für die mündliche Prüfung wird vom Bewerber ferner aus diesem Fachgebiet heraus ein Themenbereich benannt (es können auch zwei Themenbereiche angegeben werden). Aus diesem Themenbereich wählt der Bewerber seinen Themenschwerpunkt. Es soll ihm in der mündlichen Prüfung Gelegenheit gegeben werden, sich kurz zusammenhängend zu eben diesem Themenschwerpunkt zu äußern. Die mündliche Prüfung darf sich jedoch nicht auf diesen Themenschwerpunkt beschränken. Der Inhalt der schriftlichen Prüfung soll nicht Gegenstand der mündlichen Prüfung sein. Die Themen und Themenschwerpunkte werden natürlich mit den Fachberatern bzw. dem Prüfungsausschussvorsitzenden abgesprochen.

Weitere spezielle Hinweise geben die örtlichen Beauftragten für die Prüfung zum Erwerb der fachbezogenen Hochschulzugangsberechtigung (Adresse siehe oben). Bislang (Stand: 2007) gab es ca. 300 Prüflinge für Human- bzw. Zahnmedizin sowie 150 für Tiermedizin. Die Tendenz ist steigend.

3.4 Hochschulzugangsberechtigung für besonders befähigte Berufstätige[1]

In einigen Bundesländern können besonders befähigte Berufstätige unter bestimmten Umständen auch ohne Abitur – auf Grund ihrer beruflichen Qualifikation – studieren. Da im November 1999 der Ausdruck allgemeine Hochschulreife durch Hochschulzugangsberechtigung in den Approbationsordnungen ersetzt worden ist, gelten diese Bestimmungen nun auch für die medizinischen Studiengänge. Für Niedersachsen ist es der § 18 Niedersächsisches Hochschulgesetz (NHG) in der Fassung vom 24.06.2002.

Dort heißt es, dass
- Meister
- Techniker
- Betriebswirte
- Erzieher und
- als gleichwertig anerkannte Aus- und Weitergebildete

eine fachbezogene Hochschulzugangsberechtigung für wissenschaftliche Hochschulen haben.

Als gleichwertig anerkannt werden u.a. Krankenschwestern und -pfleger genannt, die eine mindestens 700 Unterrichtsstunden umfassende Weiterbildung hinter sich haben. Entsprechende Ausbildungswege kann man auf die Zahn- und Tiermedizin übertragen. Eine endgültige Entscheidung behalten sich die Hochschulen in jedem Einzelfall vor. Für die Bewerbung bei der ZVS braucht man die Bestätigung der Hochschule, dass sie – die Hochschule – die eigene Aus- und Weiterbildung als Hochschulzugangsberechtigung anerkennt.

Will ein „Meister" nicht fachbezogen, also z.B. ein Maschinenbaumeister Zahnmedizin studieren, muss er nur den Fachteil der Prüfung zum Erwerb der fachbezogenen Hochschulzugangsberechtigung (siehe Kap. 3.3) ablegen. Die schon vorhandene Hochschulzugangsberechtigung wird als allgemeiner Teil anerkannt. Nähere Hinweise erhält man in einem Merkblatt Hinweise zum Hochschulzugang auf Grund beruflicher Qualifikation über das Immatrikulationsamt der Universität Hannover (www.uni-hannover.de/immatrikulationsamt).

---

1 Für nähere Hinweise danke ich Herrn Harald Popplow, Nds. Landesprüfungsamt für Lehrämter Hannover

Baden-Württemberg	Gemäß § 85 a Universitätsgesetz BW auch einschlägig für die Studiengänge Humanmedizin, Zahnmedizin, Tiermedizin und Pharmazie
Bayern	zurzeit keine Möglichkeit
Berlin	zurzeit keine Möglichkeit
Brandenburg	keine Hochschule mit medizinischem Studiengang
Bremen	keine Hochschule mit medizinischem Studiengang
Hamburg	Seit Wintersemester 2000/2001 über das § 38 HmbHG-Verfahren in den Studiengängen Humanmedizin, Zahnmedizin und Pharmazie
Hessen	Gemäß § 63 Abs. 5 Nr. 1 des Hessischen Hochschulgesetzes (HHG) i.V.m. der Verordnung über den Zugang beonders befähigter Berufstätiger zu den Hochschulen im Lande Hessen vom 13. Juni 2002 (GVBl. I S. 335), Gleichstellung der Studiengänge Humanmedizin, Zahnmedizin, Tiermedizin und Pharmazie mit der Verordnung zur Änderung der Verordnung über den Zugang besonders befähigter Berufstätiger zu den Universitäten im Lande Hessen vom 30. Juni 2000 (GVBl. I S. 361)
Mecklenburg-Vorpommern	Gemäß § 19 des Landeshochschulgesetzes MV vom 05. Juli 2002 Zugang in den Studiengängen Humanmedizin, Zahnmedizin, Tiermedizin und Pharmazie
Niedersachsen	siehe Kap. 3.3 in diesem Buch
Nordrhein-Westfalen	zurzeit keine Möglichkeit
Rheinland-Pfalz	Fachbezogene Studienberechtigung gemäß § 61 Abs. 1 Satz 3 UG vom 23.05.1995 (GVBl. S. 85) für die Studiengänge Humanmedizin, Zahnmedizin und Pharmazie
Saarland	zurzeit keine Möglichkeit
Sachsen	Gemäß § 13 Abs. 11 des Gesetzes über die Hochschulen im Freistaat Sachsen (Sächsisches Hochschulgesetz) vom 11.06.1999

Sachsen-Anhalt	Gemäß § 34 Abs. 5 Hochschulgesetz des Landes Sachsen-Anhalt i.d.F. vom 01.07.1998 (GVBl. LSA S. 300), zuletzt geändert durch Art. 2 des Gesetzes zur Änderung des Beamtengesetzes Sachsen-Anhalt und des Hochschulgesetzes des Landes Sachsen-Anhalt vom 03.04.2001 (GVBl. LSA S. 141) i.V.m. einer entsprechenden Festlegung in der Immatrikulationsordnung der jeweiligen Hochschule
Schleswig-Holstein	Nach dem Gesetz über die Hochschulen und das Universitätsklinikum im Lande Schleswig-Holstein (Hochschulgesetz - HSG) i.d.F. der Bekanntmachung vom 04.05.2000 (GVOBl. Schl.-H. S. 416), zuletzt geändert am 16.12.2002 (GVOBl. Schl.-H. S. 264) Eignungsgespräch nach § 73 Abs. 6 HSG und § 3 Abs. 1 StuQuaVO sowie LVO für die Humanmedizin, Zahnmedizin und Pharmazie

Regelungen in anderen Bundesländern (genauere Informationen über die jeweiligen Kultus- und Wissenschaftsministerien, Universitäten und Hochschulen und Prüfungsämter der jeweiligen Bundesländer (Stand: 2007)

3.5 Weitere Bewerbungshinweise

Prinzipiell kann man sich für einen bestimmten Studiengang nur über die ZVS oder nur direkt über die Hochschule bewerben. Dies kann von Semester zu Semester wechseln; es ist auch in diesem Falle gut, sich bei den entsprechenden Studienberatungen zu erkundigen, wo Sie sich bewerben müssen. Die Teilung der Bewerbungsinstitutionen Uni/ZVS gibt Ihnen aber auch die Chance, sich für mehrere Studiengänge gleichzeitig zu bewerben. Die Gründe hierfür können vielfältig sein und sind für die Bewerbung uninteressant.

! Grundsatz: Sie können sich bei jeder zulassenden Stelle um einen Studiengang bewerben.

Das sei an einigen Beispielen verdeutlicht:

- Sie bewerben sich für Humanmedizin bei der ZVS, da Sie Mediziner werden wollen. Gleichzeitig bewerben Sie sich aber auch an allen Hochschulen, die den Studiengang Biochemie anbieten, da dies für Sie „als Forschernatur“ eine echte Alternative darstellt.
- Nach fünfmaliger vergeblicher Bewerbung für Tiermedizin haben Sie die Nase voll und bewerben sich zum letzten Mal bei der ZVS für Ihr Traumstudium. Parallel bewerben Sie sich bei einigen Hochschulen für den Studiengang Philosophie, um die Härten des Lebens abschließend zu ergründen.
- Sie können sich zwischen Zahnmedizin und Betriebswirtschaft nicht entscheiden und möchten Ihre Chance für beide Fächer wahren. Sie bewerben sich also bei der ZVS und an einer Hochschule für Wirtschaftswissenschaften. Der Studiengang hat ein ähnliches Grundstudium wie Betriebswirtschaft und ein späterer Wechsel ist kein Problem. Der Umweg wird notwendig, da der Studiengang Betriebswirtschaft wie Zahnmedizin über die ZVS vergeben wird, und Sie sich bei jeder Zulassungsstelle nur für einen Studiengang bewerben können (s. o.).

Welche Ausnahmen es trotzdem bei der ZVS gibt, können Sie in der ZVS-Info nachlesen. Um Ihnen die Orientierung über die verschiedenen Zulassungsverfahren zu erleichtern, seien sie hier auch kurz beschrieben.

Sonderfälle, für die es im Auswahlverfahren besondere Regelungen gibt

(Anträge bei den Bewerbungsformularen der ZVS-Info).
Eine häufige Frage betrifft die bevorzugte Auswahl nach einem Dienst (Wehrdienst bis zur Dauer von zwei Jahren, Zivildienst, freiwilliges soziales Jahr, mindestens zweijähriger Dienst als Entwicklungshelfer, die Betreuung oder Pflege eines leiblichen Kindes oder eines pflegebedürftigen Angehörigen bis max. drei Jahre). Sofern Sie nachweisen können, dass Sie während Ihrer Dienstzeit zugelassen worden sind, können Sie damit rechnen, bis zum zweiten, auf das Ende des Dienstes folgenden Vergabeverfahren, in den Genuss der bevorzugten Auswahl zu gelangen. In diesem Fall erhalten Sie, unabhängig vom geltenden Zulassungsverfahren zum Bewerbungszeitpunkt, einen Studienplatz. Der Nachweis, dass Sie eine Zulassung in einem Zulassungsverfahren erhalten haben, ist normalerweise durch den früheren Zulassungsbescheid zu erbringen. Um keine Zeit zu verlieren, ist es deshalb sinnvoll, dass Sie sich schon während Ihres Dienstes für zulassungsbeschränkte Fächer/Studiengänge bewerben. Dies gilt sowohl für Studiengänge, die durch die ZVS vergeben werden, als auch für die, die durch die Hochschulen vergeben werden.

Einen Nachteilsausgleich können Sie stellen, wenn Sie nachweisen können, dass sich durch unverschuldete Umstände (z. B. Krankheit) Ihre Durchschnittsnote verschlechtert oder der Zeitpunkt des Erwerbs Ihrer Hochschulzugangsberechtigung verzögert hat. Wird Ihr Antrag anerkannt, so nehmen Sie mit der Durchschnittsnote bzw. Wartezeit, die Sie vermutlich erreicht hätten, am Vergabeverfahren teil.

Einen Sonderantrag D *„Antrag auf sofortige Zulassung in der Quote für Fälle außergewöhnlicher Härte"* (sog. Härtefallantrag) stellen Sie, wenn Sie nachweisen können, dass Sie sich gegenwärtig in einer sehr schwerwiegenden persönlichen Notlage befinden, die eine sofortige Zulassung zwingend erfordert. Die Anerkennung dieses Antrags führt dazu, dass Sie, wenn Sie nach den anderen Vergabekriterien nicht ausgewählt werden konnten, trotzdem sofort einen Studienplatz erhalten. Näheres unter Merkblatt M 7 *„Der Härtefallantrag"* bei der ZVS bzw. unter www.zvs.de mit „Download" auf den eigenen PC laden.

Für Zweitstudienbewerber, die bereits ein Studium abgeschlossen haben, gelten besondere Regelungen. Sie nehmen am Auswahlverfahren für Studienanfänger nicht teil. Näheres unter M 8 „Aufnahme eines Zweitstudiums aus wissenschaftlichen Gründen" bei der ZVS bzw. unter www.zvs.de mit „Download" auf den eigenen PC laden oder in den Informationsblättern der Hochschulen.

Ausländer und Staatenlose werden in Bildungsinländer (Ausländer und Staatenlose mit deutscher Studienberechtigung) und Ausländer (Studienberechtigung eines anderen Lands) unterschieden. Erstere müssen ebenso wie Staatsangehörige eines Mitgliedslands der Europäischen Union sich wie deutsche Studienbewerber bewerben. Letztere müssen sich direkt bei (möglichst allen) deutschen Hochschulen bewerben (siehe Kap. 3.8). Bewerber, die die deutsche und eine ausländische Staatsangehörigkeit haben, müssen sich wie deutsche Studienbewerber bewerben.

Kapazitätsklage

Eine Ablehnung ist für die meisten Bewerber ein harter Schlag. Einige überlegen sich nach der x-ten Ablehnung, wie sie trotz einer formalen Ablehnung doch noch zu dem von ihnen gewünschten Studienplatz kommen können. Ein Weg hierzu ist die Kapazitätsklage. Um hierbei erfolgreich zu sein, muss man der ablehnenden Hochschule nachweisen, dass die Betreuung weiterer Studenten für die Hochschule, auf Grund der Ausstattung mit Personal und Räumen, zumutbar ist. Den Nachweis hierüber zu erbringen, ist sowohl ein rechnerisches als auch ein juristisches Problem, mit dem man sich tunlichst an Spezialisten wenden sollte.

Die Fachschaften der betreffenden Studiengänge wissen in der Regel über die einschlägige Literatur Bescheid und kennen die Anschriften der auf Kapazitätsprobleme spezialisierten Anwälte. Diese sind zum Teil auch schon durch diverse Veröffentlichungen (in Büchern oder Zeitungen) an die Öffentlichkeit getreten. Auch im ZVS-Info finden sich Inserate von entsprechend spezialisierten Kanzleien. Zauberwort für die Klage ist die Kapazitätsverordnung (kurz KapVO genannt), in der festgelegt ist, wie viele Studenten pro Studiengang, Dozent und Flächeneinheit betreut werden können. Ein Ablehnungsbescheid einer Hochschule oder der ZVS muss nicht endgültig sein, wenn die juristischen Fristen beachtet werden, die Klage beim zuständigen Verwaltungsgericht eingereicht wird und wenn man sich in der KapVO auskennt und der Hochschule „Berechnungsfehler“ nachweisen kann. Dies ist in den medizinischen Studiengängen aber fast aussichtslos geworden.

Quereinstieg

Eine weitere „Zauberformel“, von der sich viele Bewerber die Möglichkeit erhoffen, unter Umgehung der Zulassungsbeschränkungen einen Studienplatz zu erhalten, ist der Quereinstieg, auch Seiteneinstieg genannt. Dies bedeutet, dass man so genannte „anrechenbare Leistungen“ aus einem anderen, möglichst zulassungsfreien Studiengang (z. B. Chemie) durch das zuständige Prüfungsamt angerechnet bekommt. Es ist allerdings nicht ausreichend, dass man einige Leistungen angerechnet bekommt; für den Quereinstieg ist die Anrechnung von mindestens einem Studiensemester erforderlich. Mit einem Anrechnungsbescheid des Prüfungsamts kann man sich direkt bei der gewünschten Hochschule für ein höheres Semester (zweites oder mehr) bewerben.

Die meisten, die diesen Weg versuchen, übersehen aber, dass der Anrechnungsbescheid noch keine Garantie für einen Studienplatz bedeutet. Es dürfen nämlich nur so viele Studienplätze in höheren Semestern durch die Hochschulen vergeben werden, wie im Rahmen der Kapazitäten (s. o.) in den jeweiligen Semestern Plätze frei geworden sind (durch Ortswechsler, Studienabbrecher u. Ä.). Andere Gruppen, die noch vor den Quereinsteigern berücksichtigt werden, sind Studienortswechsler und solche Bewerber, die eine Zulassung für das erste Semester über die ZVS erhalten haben, jedoch anrechenbare Leistungen nachweisen können und dann durch die Hochschule höher gestuft werden.

Ein weiteres Handicap beim Quereinstieg ist die Tatsache, dass so genannte Parkstudienzeiten bei der Berechnung der Wartezeit für den gewünschten Studiengang nicht angerechnet werden. Es kann also einem potenziellen Quereinsteiger passieren, dass er auf seinem Parkstudium „sitzen bleibt", weil er die erforderliche Wartezeit für den gewünschten Studienplatz nicht erreicht und der Quereinstieg auch nicht klappt.

Für medizinische Studiengänge ist dieser Weg besonders schwierig, da durch den fehlenden Anatomienachweis sich nur die unteren Semester für einen Quereinstieg anbieten und hier so gut wie noch nie Plätze frei geworden sind bzw. die wenigen frei gewordenen Plätze von Ortswechslern belegt werden.

! Ein letzter Wermutstropfen für potenzielle Quereinsteiger: Achten Sie darauf, dass Sie nicht durch einen schon von vorneherein geplanten Fachwechsel einen möglicherweise vorhandenen Anspruch auf Förderung nach dem BAföG zunichte machen. Nähere Einzelheiten hierzu finden Sie in den einschlägigen Broschüren, die Sie bei den Ämtern für Ausbildungsförderung erhalten oder unter www.bmbf.de. Ebenso kann ein Gespräch mit kompetenten Gesprächspartnern weiterhelfen.

3.6 Die Universität Witten/Herdecke – eine Hochschule in freier Trägerschaft

Bis auf einige konfessionell gebundene Hochschulen sind nichtstaatliche Hochschulen/Universitäten neu in der deutschen Bildungslandschaft. Gründungsinitiativen gab es viele, ins Gerede gekommen sind einige, zu „Potte" gekommen ist aber nur eine mit medizinischen Studiengängen:

Im Mai 1983 beschritten die ersten zwei Dutzend Studenten in der Medizinerausbildung neue Wege und schrieben sich an der ersten deutschen Hochschule in freier Trägerschaft ein, der Universität Witten/Herdecke. Getragen von einem Universitätsverein, dem die wirtschaftlichen, kulturellen und politischen Spitzen der bundesdeutschen Gesellschaft als fördernde Mitglieder angehören, versuchen Anthroposophen, die Ideen Rudolf Steiners vom „freien Geistesleben" unter einen (Doktor-)Hut mit allen wirtschaftlichen und politischen Zwängen zu bekommen. Dies scheint gelungen zu sein, denn die Fakultäts- und Institutsgründungen erfolgten Schlag auf Schlag; und im April 1985 konnten sich auch die ersten zwanzig Zahnmediziner immatrikulieren.

Zurzeit werden von der Universität Witten/Herdecke, die sich in der Zwischenzeit zu einer GmbH gewandelt hat, folgende Studiengänge angeboten:

- Humanmedizin mit den Studienmöglichkeiten Musiktherapie, Pharmaceutical Medicine und Pflegewissenschaften
- Zahnmedizin
- Naturwissenschaften
- Wirtschaftswissenschaften.

Eine „Hochschule in freier Trägerschaft", also eine Privathochschule, finanziert mit Spenden aus der Wirtschaft und seit 1994 mit öffentlichen Geldern vom Land Nordrhein-Westfalen, heißt nun nicht, dass der Staat keinen Einfluss auf die Lehre dieser Hochschule hat. Im Gegenteil, gerade bei einer staatlichen Anerkennung sehen die Behörden besonders scharf hin und die medizinischen Studiengänge sind durch die auch an den staatlichen Hochschulen gültige Approbations- bzw. Prüfungsordnungen reglementiert. Das bedeutet, dass die Kommilitonen in Herdecke dieselben Einheitsfragen in ihren Arbeiten ankreuzen müssen wie die Kommilitonen in Kiel oder München. Der Unterschied liegt also nicht im Gegenstandskatalog, d.h. in den staatlich vorgeschriebenen Studieninhalten, sondern in der Art, wie diese vermittelt werden und an anderen Spezifika. Dies wird schon an den Zielen deutlich, die der Universitätsverein für die Universität Witten/Herdecke u.a. formuliert:

„Die Universität Witten/Herdecke wird berufsqualifizierend ausbilden, dabei jedoch nicht nur fachspezifische Kenntnisse vermitteln, sondern auch Fähigkeiten entwickeln helfen, die einen lebensnahen Praxisbezug ermöglichen sollen. Dies geschieht insbesondere durch studienbegleitende Praktika und das für alle Studenten verbindliche, ‚Studium fundamentale', welches auf eine Vertiefung breit angelegter Allgemeinbildung angelegt ist."

Umgesetzt in den Studienalltag sind diese Ziele der Traum eines jeden Medizinstudenten: Als Zulassungsvoraussetzung werden ein sechsmonatiges Krankenpflegepraktikum oder eine entsprechende Berufsausbildung gefordert.

Im ersten Semester noch hauptsächlich im sozialmedizinischen Bereich tätig, gehen die Studenten ab dem fünften Semester mit „ihrem" Arzt (von denen die meisten keine Anthroposophen sind) durch die Station. Nach dem ersten Studienabschnitt, dem „Physikum", werden einige Studieninhalte in kleinen Gruppen an Kliniken der weiteren Umgebung erarbeitet. Die geringe Anzahl der Studenten und die Verteilung auf verschiedene Krankenhäuser garantiert, dass die Klinikfächer tatsächlich in Gruppen erarbeitet werden, bei denen alle Gruppenmitglieder noch um ein Krankenbett passen!

Die „Vertiefung der Allgemeinbildung“ der Studenten wird durch ein Angebot naturwissenschaftlicher, sozial-psychologischer und philosophischer Fächer vorschriftsmäßig gefördert. Dieses Angebot umfasst auch Sprachkurse und Angebote aus dem musischen Bereich. So werden in einem Kurs z.B. anatomische Formen modelliert.

Eine Bewerbung ist an die entsprechende Fakultät zu richten und wird nur von den Fakultätsmitgliedern bearbeitet. Die Auswahl ist personenbezogen und subjektiv. Mit anderen Worten: Von den eingereichten Bewerbungsunterlagen (z.B. ein Bürgengutachten, aus dem ersichtlich sein muss, dass Sie für Studium und Beruf „moralisch und praktisch“ geeignet sind!) und dem Eindruck, den Sie bei dem Auswahlgespräch hinterlassen, ist Ihre Erfolgsaussicht abhängig. Auswahlkriterien werden ausdrücklich nicht genannt. Es werden Bewerbungsgebühren erhoben, die auch bei einer vergeblichen Bewerbung nicht zurückgezahlt werden. Seit Juni 1995 werden Studiengebühren erhoben. Ein Studienbeginn ist im Sommer- und im Wintersemester möglich. Nähere Informationen unter www.uni-wh.de.

3.7 Medizinstudium im Ausland

Als Alternative zum heiß umkämpften Medizinstudienplatz an deutschen Hochschulen wird oft ein Studium im Ausland genannt. Dies trifft auch zu, wenn man für das Studium viel Geld hat! Die ehemals preiswerten Angebote wurden von den Numerus-clausus-Flüchtlingen so überrannt, dass diese für deutsche Studienbewerber oftmals unerreichbar geworden sind. Das Angebot im westlichen und östlichen Ausland ist vielschichtig und differenziert und zum Teil mit einem hohem Risiko behaftet.

Nur um den Rahmen des Fragenkomplexes anzudeuten, mit dem Sie sich bei einem eventuellen Auslandsstudium auseinander zusetzen haben, sollen hier einige Stichpunkte genannt werden:

✔ Checkliste Auslandsstudium

- ☐ In welcher Sprache wird gelehrt?
- ☐ Wie lerne ich die Sprache am besten/schnellsten?
- ☐ Wo bewirbt man sich?
- ☐ Soll man das Studium im Ausland abschließen?
- ☐ Kommt man nach einigen Semestern im Ausland als Studienfortsetzer/Quereinsteiger an eine deutsche Hochschule, und – wenn ja –
- ☐ Wie hoch sind die Kosten und wer zahlt?

Da mit diesen Studienplätzen viel Geld zu verdienen ist, haben einige Länder besondere Studiengänge für deutsche Medizinstudenten eingerichtet, um ihre Devisenkassen aufzufüllen. Da geht es dann streng nach der jeweils geltenden deutschen Approbationsordnung zu.

Auch mit der Vermittlung der Studienplätze im Ausland glaubt so mancher, sich eine „goldene Nase“ verdienen zu müssen. Entsprechende Angebote tauchen immer wieder an den Anschlagbrettern der Hochschulen bzw. in den Zeitungen auf. Vorsicht ist in jedem Falle geboten.

Sehr beliebt war immer schon das Studium in Ungarn. Die Möglichkeit ist für Studierende mit deutscher Sprache deshalb so attraktiv, weil in deutsch unterrichtet und geprüft wird. Erst ab dem dritten Studienjahr setzen die Praktika und Famulaturen die Kenntnis der ungarischen Sprache voraus. Die Studienmöglichkeit entstand aus finanzieller Not heraus: 1983 war zu wenig Geld für die ungarischen Studenten vorhanden. So wurde diese Quelle der Devisenbeschaffung auserkoren, denn das Studium an einer der ungarischen Hochschulen hat seinen Preis: Die Gebühren betragen im ersten Jahr ca. 11.200,- Euro, die Bewerbungsgebühr 135,- Euro (Stand: Studienjahr 2008/2009), sinken in den höheren Semestern jedoch kontinuierlich ab.

Jährlich werden etwa 140 (zuletzt wegen der hohen Nachfrage mit etwa 500 Bewerbungen sogar 190) Abiturienten zum Studium der Humanmedizin sowie je 60 zur Zahnmedizin und zur Tiermedizin zugelassen. Wer einen Notendurchschnitt im Abitur von 2,5 und schlechter hat, kann ein Vorbereitungsjahr machen, an dessen Anschluss eine Studienaufnahme sehr wahrscheinlich ist (Kosten: 6.560,- Euro). Die Studienordnung entspricht der deutschen und wurde der neuen Approbationsordnung von 2003 angepasst, sodass man nach dem ersten Abschnitt der Ärztlichen Prüfung problemlos nach Deutschland wechseln kann. Die klinische Ausbildung ist sehr praxisbezogen und findet schon frühzeitig am Krankenbett statt.

! Bewerbungsunterlagen können angefordert werden bei bzw. gesendet werden an: Studentensekretariat der Semmelweis-Universität Budapest, Üllöi út 26., H-1085 Budapest/Ungarn

i Nähere Informationen sind erhältlich bei:

Deutsches Sekretariat der Semmelweis-Universität Budapest
Tel. + 36 13 17 - 09 32, Fax + 36 1/2 66 - 67 32
Internet: www.semmelweis-medizinstudium.org bzw. www.sote.hu
E-Mail: sigie@rekhiv.sote.hu
oder
Semmelweis-Universität für Medizinische Wissenschaften
Studentensekretariat, Üllöi út 26, H-1085 Budapest VIII
Internet: www.sote-hu

Eine Alternative zu Ungarn stellt die Pomorska Akademia Medyczna Szczecin, kurz PAM, in Stettin in Polen dar*. Durch die gute Erreichbarkeit (ca. 150 km von Berlin entfernt) bietet sich eine ausgesprochen attraktive Möglichkeit zum Studium. Das sechsjährige englisch ausgerichtete Studium an der Pommerschen Universität in Stettin wurde 1996 eingeführt. Es zieht vor allem Studierende aus den skandinavischen Ländern an. Durch den Beitritt Polens zur Europäischen Union wird der Abschluss mittlerweile problemlos in den Mitgliedsstaaten Europas anerkannt.

Die Unterrichtssprache ist in allen Fächern Englisch. Nach Einschätzung einer Studierenden ist die Aussprache vieler Lehrer jedoch gewöhnungsbedürftig (auf Anregung des Studentenparlaments wird mittlerweile aber immerhin diskutiert, Sprachkurse für Lehrkräfte einzuführen).

Polnisch wird in den ersten beiden Jahren gelehrt. Aufgrund von Zeitmangel und Komplexität der Sprache kommen die meisten Studierenden nicht über ein Basisvokabular hinaus. Im klinischen Studium findet jeglicher Patientenkontakt in sehr kleinen Gruppen (3-4 Personen) statt, und der begleitende Arzt übersetzt. Die wichtigste Sprache unter den Studierenden ist Norwegisch (tw. auch Schwedisch). Urdu und Deutsch hört man ebenfalls verhältnismäßig oft.

Zur Bewerbung findet man die jeweiligen Angaben wie Bewerbungsanforderungen und -fristen sowie Studiengebühren im Internet unter www.ams.edu.pl.

Die Kosten setzen sich momentan wie folgt zusammen: 500,- Euro Aufnahmegebührt, 450,- Euro Einführungskurs sowie 9.000,- Euro Studiengebühren pro Jahr.

---

* Für die Hinweise und Anmerkungen zum Studium in Stettin danke ich Frau cand. med. Celine Roggan.

Der englische Studiengang ist nur Personen zugänglich, die keine polnische bzw. noch eine weitere Staatsbürgerschaft besitzen. Da dieses Programm ursprünglich für Norweger eingeführt wurde (der Staat Norwegen übernimmt die Studienfinanzierung und fordert nur einen Teil der bezahlten Gebühren zurück), stellen sie in den meisten Jahrgängen die überwiegende Mehrheit dar. Weitere erwähnenswerte Nationalitäten sind schwedische und deutsche Studierende. Während in den ersten Jahren pro Jahrgang nur ca. vier bis sechs Studierende aus Deutschland kamen, hat sich deren Zahl mittlerweile auf ca. 10 verdoppelt. Da inzwischen mehr Studierende aufgenommen werden, wird stärker selektiert. Das betrifft vor allem Deutsche, denn die meisten versuchen nach dem zweiten Jahr zu wechseln, deshalb werden sie nicht mehr so gern genommen. Der NC ist entsprechend den Zulassungsbestimmungen kein Kriterium. Derzeit wird über eine Aufnahmeprüfung diskutiert - bis zur Einführung kann es aber noch Jahre dauern.

Seit Ende letztes Semester gibt es ein englisches Staatsexamen für die Studierenden der PAM. Damit ist es auch Deutschen möglich, das Studium komplett dort abzuschließen und danach in Deutschland zu arbeiten.

So gut wie alle Deutschen haben sich als Quereinsteiger in Deutschland beworben, teilweise mehrfach. Einige haben einen Studienplatz in Deutschland erhalten. Die Anerkennung der Studienleistungen und des Physikums ist von Bundesland zu Bundesland unterschiedlich. In Berlin wird alles problemlos anerkannt, wobei Deutsche im zweiten Jahr zwei kleine Extrakurse aufgrund von Vorinformationen der Landesprüfungsämter in Deutschland belegt haben. Der zuständige Vice Dean in diesem Fall kooperierte sehr gut und organisierte die fehlenden Kurse.

Mit der Anerkennung des Landesprüfungsamtes kann man sich dann bei allen deutschen Hochschulen bewerben. Die Chancen auf einen Platz sind erfahrungsgemäß gering, weil einige deutsche Universitäten weit weniger klinische Studienplätze als vorklinische anbieten, da die Abbrecherquote vor/im Physikum bereits einkalkuliert ist. Man kann sich zusätzlich, auch für höhere Semester, per Losverfahren bewerben.

Die Hauptfaktoren für den Wunsch nach einem Wechsel sind allgemein die vergleichsweise hohen Studiengebühren und die lange Studiendauer von sechs Jahren, also ein Jahr länger als in Deutschland. Außerdem sind viele noch immer über das undurchsichtige Anerkennungsverfahren des Studiums in Deutschland verunsichert. Für einige spielen auch persönliche Faktoren eine Rolle.

Als positiv wird nach Angaben der deutschen Studentin aus Stettin die enge Betreuung und die Regelmäßigkeit der Leistungskontrollen beschrieben. Sie helfen, regelmäßig am (stark verschulten) Unterricht teilzunehmen und durchgehend zu lernen. Auch die Übersichtlichkeit der Stadt und die daraus folgenden relativ kurzen Wege zu unterschiedlichen Universitätsgebäuden haben enorme Vorteile. Vor allem aber ist die sehr eng zusammenhaltende Studentengemeinschaft positiv.

Nachteile sind vor allem der noch wenig renovierte Zustand der Stadt Stettin, die teilweise ziemlich heruntergekommen wirkt. Die Kommunikation mit Polen ist sehr eingeschränkt und schwierig. Außerdem erfordern einige sprachliche und kulturelle Unterschiede innerhalb des englischen Programms Einfühlungsvermögen und Gewöhnung. Wenig kommunikativen Personen und solchen, denen die persönliche Freiheit sehr wichtig ist, kann auch das enge Zusammenleben der englischsprachigen Studenten unangenehm werden.

i Weitere Informationen zum Studium in anderen, vor allem europäischen Ländern, finden sich unter:

Marburger Bund, Verband der angestellten und beamteten Ärztinnen und Ärzte Deutschlands e.V., Bundesverband, Auslandsabteilung
Riehler Str. 6, 50668 Köln
Tel. (02 21) 97 31 68-0, Fax (02 21) 97 31 67-8
Internet: www.Marburger-Bund.de, E-Mail: bundesverband@marburger-bund.de.

3.8 Hochschulzugang für Ausländer

Im Zuge der Europäisierung sind in der deutschen Hochschullandschaft Ausländer nicht mehr gleich Ausländer, sondern fein säuberlich in EU-Bürger, Bildungsinländer und Ausländer aufgeteilt, für die jeweils andere Zulassungsbedingungen gelten! Näheres unter Merkblatt M 11 „Mit ausländischem Pass an deutsche Hochschulen" bei der ZVS bzw. unter www.zvs.de mit „Download" auf den eigenen PC laden.

Hochschulzugang für ausländische EU-Bürger

Alle Studienbewerber, die aus einem Mitgliedstaat der Europäischen Union kommen – und auch in ihrem Heimatland die Hochschulzugangsberechtigung erworben haben – werden seit dem Wintersemester 1991/92 zulassungsrechtlich wie Deutsche behandelt; für sie gibt es keine besonderen Bestimmungen oder Quoten mehr und es gelten alle oben gemachten Ausführungen uneingeschränkt. Die Regelungen über den Nachweis von Sprachkenntnissen bleiben jedoch bestehen (in der Regel „Mittelstufe 1").

Hochschulzugang für Bildungsinländer

Bildungsinländer sind alle Ausländer, Staatenlose und Asylbewerber, die eine in Deutschland (ohne das Gebiet der ehemaligen DDR) oder an einer deutschen Schule im Ausland erworbene Hochschulzugangsberechtigung (HZB) besitzen.

Für diesen Bewerberkreis gilt für die Zulassung auch die Regelung, dass sie sich dort bewerben müssen, wo sich deutsche Studienbewerber bewerben. Im Klartext heißt das: Wird der gewählte Studiengang über die ZVS vergeben, müssen Sie sich als Bildungsinländer auch bei der ZVS bewerben; andernfalls eben bei den entsprechenden Hochschulen.

Hochschulzugang für Nicht-EU-Bürger ohne deutsche HZB

Sind Sie Ausländer und kommen nicht aus der Europäischen Union (EU), sind Sie staatenlos oder asylberechtigt, können Sie alles vergessen, was bislang über Bewerbung und Hochschulzugang gesagt wurde. Für Sie gilt nur eines: Bewerben müssen Sie sich an der Hochschule Ihrer Wahl. In zulassungsbeschränkten Studiengängen ist die (ins deutsche System übertragene) Abiturdurchschnittsnote das wesentliche Auswahlkriterium. Zuständig für Ihre Bewerbung ist das Akademische Auslandsamt der jeweiligen Hochschule. Bewerbungstermin ist der 15. Januar für das kommende Sommersemester und der 15. Juli für das folgende Wintersemester.

In den medizinischen Studiengängen werden 4 % der vorhandenen Studienplätze für Ausländer freigehalten und an die Abiturbesten vergeben. Sinnvollerweise bewerben Sie sich an möglichst vielen Hochschulen gleichzeitig. Erhalten Sie eine Ablehnung, versuchen Sie herauszubekommen, woran es gelegen haben könnte. Denn auch die Anerkennungspraxis der im Ausland erworbenen Abiturzeugnisse wird an den einzelnen Hochschulen unterschiedlich gehandhabt. Innerhalb der insgesamt recht rigiden Vorschriften gibt es doch noch diesen oder jenen Ermessensspielraum für den zulassenden Sachbearbeiter und dieser wird dann nach freiem „Ermessen" genutzt. Auch hier kann ein Gespräch mit der Studienberatung und/oder Fachschaft unter Umständen recht nützlich sein.

Auf Grund der unterschiedlichen Ausbildungssysteme in den einzelnen Ländern werden in der Bundesrepublik ausländische Hochschulzugangsberechtigungen nicht generell als gleichwertig betrachtet. Es werden Unterschiede gesehen, die dazu geführt haben, die ausländischen Hochschulzugangsberechtigungen in folgende drei Gruppen einzuteilen:

Gruppe I

Ausländische Vorbildungsnachweise, die Vorkenntnisse erwarten lassen, die eine unmittelbare Aufnahme des Studiums an deutschen Hochschulen sinnvoll erscheinen lassen. Ausländische Zeugnisse der Gruppe I sind dem deutschen Reifezeugnis äquivalent. Die Zulassung zum Fachstudium erfolgt ohne Feststellungsprüfung.

Gruppe II und Gruppe III

Ausländische Vorbildungsnachweise, die im Ausstellungsland ein Studium in der angestrebten Studienrichtung ermöglichen, aber mit dem deutschen Abitur nicht vergleichbar sind. Die Feststellung der Gleichwertigkeit dieser Zeugnisse setzt voraus, dass Studienbewerber eine Feststellungsprüfung ablegen: Ausländischen Studienbewerbern mit einem Vorbildungsnachweis der Gruppe II oder III wird als Hilfe für die Vorbereitung auf die Feststellungsprüfung und das angestrebte Fachstudium der Besuch des Studienkollegs angeboten.

Bewerber mit Vorbildungsnachweisen der Gruppen II und III können von der Feststellungsprüfung befreit werden, wenn sie während einer Mindestzeit an einer ausländischen Hochschule ordnungsgemäß und mit Erfolg studiert haben.

In der Regel können von der Feststellungsprüfung befreit werden:

- Studienbewerber der Gruppe II, wenn sie in dem beantragten Studiengang mindestens ein Jahr erfolgreich an einer anerkannten Hochschule studiert haben.
- Studienbewerber der Gruppe III, wenn sie in dem beantragten Studiengang mindestens zwei Jahre erfolgreich an einer anerkannten Hochschule studiert haben.

Der Studienerfolg muss durch ein Prüfungszeugnis der Hochschule nachgewiesen werden.

Erkundigen Sie sich bitte bei einem Akademischen Auslandsamt (gibt es an jeder Wissenschaftlichen Hochschule/Universität), zu welcher Bewertungsgruppe Ihr Abiturzeugnis gezählt wird.

Auf eines soll hier noch einmal für alle ausländischen Studienbewerber hingewiesen werden: Bei der Vielzahl der deutschen Einstufungskriterien kann es durchaus für Studienbewerber auch einmal zu unbefriedigenden Auskünften/Einstufungen kommen. Nun, geben Sie nicht gleich auf: Auch die Hochschulverwaltung kann sich mal irren. Also: Fragen Sie noch einmal nach und nehmen Sie alle Beratungsmöglichkeiten wahr …
Wenn Sie als Ausländer in Deutschland studieren wollen, benötigen Sie eine Aufenthaltserlaubnis. Die Aufenthaltserlaubnis wird nur erteilt, wenn

- der Zulassungsbescheid oder eine Studienplatzvormerkung einer deutschen Hochschule oder eines deutschen Studienkollegs vorgelegt wird und
- die Sicherstellung der für die Bestreitung des gesamten Lebensunterhalts und der Ausbildung erforderlichen Mittel nachgewiesen wird.

Die Aufenthaltserlaubnis ist in der Regel in Form eines Sichtvermerks (Visum) vor der Einreise nach Deutschland bei den zuständigen deutschen Auslandsvertretungen einzuholen. Wer versucht, die deutschen Einreisebestimmungen zu umgehen, erhält keine Aufenthaltserlaubnis und muss mit seiner Ausweisung rechnen. Das Touristenvisum ist keine Aufenthaltsgenehmigung für Studienzwecke. Ein Ausländer, der mit einem Touristenvisum in die Bundesrepublik einreist, erhält für Studienzwecke keine Aufenthaltserlaubnis. Eine Einreise ohne Aufenthaltserlaubnis gilt als illegal und hat die Ausweisung zur Folge. Eine Aufenthaltsgenehmigung für Studienzwecke gilt grundsätzlich nur für diesen Zweck und berechtigt nicht zur Aufnahme einer Erwerbstätigkeit. Eine Erwerbstätigkeit kann auch nach Abschluss des Studiums nicht ausgeübt werden.

Die Aufenthaltserlaubnis wird in der Regel für die Dauer eines Jahres gewährt und ist gebührenpflichtig. Sie kann verlängert werden, wenn die Voraussetzungen für ihre Erteilung noch vorliegen. Eine Verlängerung über die durchschnittliche Dauer des Studiums hinaus wird grundsätzlich nicht gewährt. Eine Verlängerung der Aufenthaltserlaubnis muss rechtzeitig, d.h. vor Ablauf beantragt werden. Die Dauer der Gültigkeit ist im Pass vermerkt. Es ist zu beachten, dass die Aufenthaltserlaubnis sofort erlischt, wenn der Student keinen gültigen Pass mehr besitzt, seine Staatsangehörigkeit wechselt oder verliert, oder das Bundesgebiet aus einem Grund verlässt, der nicht nur vorübergehender Art ist.

Ohne Aufenthaltserlaubnis, die zur Aufnahme eines Studiums berechtigt, ist die Immatrikulation an einer Hochschule nicht möglich. Bei Problemen mit der Aufenthaltserlaubnis ist das Aufsuchen einer Beratungsstelle dringend zu empfehlen. Damit sollten Sie nicht erst lange warten, da die Rechtsbehelfe Widerspruch und

Klage gegen negative Entscheidungen der Behörde über die Aufenthaltserlaubnis keine aufschiebende Wirkung haben. Die aufschiebende Wirkung von Widerspruch und Klage muss vom Verwaltungsgericht auf einen besonderen Antrag hin wiederhergestellt werden. Die deutsche Auslandsvertretung, bei der das Einreisevisum beantragt wird, kann die Hinterlegung einer Kaution in Höhe der Kosten für die Heimreise verlangen. Gleich nach der Ankunft in der Bundesrepublik Deutschland muss der Aufenthalt bei der für den Wohnsitz zuständigen Ausländerbehörde angezeigt werden.

4 Das Studentenleben

Gesetzt den Fall, Ihnen ist es früher oder später gelungen, alle Hürden – Studienwahl, Zulassungsbescheid und Immatrikulation – zu nehmen, so kommt nun das Studium und mit dem Studium das Studentenleben. Da dieses mindestens sechs Jahre dauert und somit etwa 1/10 der Lebenserwartung bedeutet, sollten Sie sich darüber im Klaren sein, auf was Sie sich einlassen.

Zwei Bereiche sollen hier angesprochen werden: 1. die Finanzprobleme und 2. das Hochschulleben. Ein weiterer wichtiger Bereich muss ausgespart werden: Die psychische Belastung im Studentenleben, Frust und Angst, Selbstzweifel und Vereinsamung in der Masse nehmen mit steigenden Studentenzahlen zu. Obwohl dies keine Probleme einzelner Studierender sind, scheinen sie oft nur individuell lösbar zu sein. Hier sind Eltern und Freunde gute Ansprechpartner. Auch die Beratungsstellen haben täglichen Umgang mit diesem Problembereich und sollten genutzt werden.

4.1 Finanzierung

Seit Jahren durchleuchten wichtige Institutionen Finanzierungsquellen und Finanzbedarf der Studenten. Leider hat das Ergebnis noch nie Auswirkungen auf das Bundesausbildungsförderungsgesetz (BAföG) gehabt.

Der finanzielle Mindestbedarf eines bundesdeutschen Studierenden ist schwer abzuschätzen, da viel von den individuellen Lebensumständen abhängt: Wohnen bei den Eltern, mit Kindern oder Partner, wohnen in den „alten" oder „neuen" Bundesländern usw. Es gibt viele Variable, die den Mindestbedarf beeinflussen.

Die 18. Sozialerhebung des Deutschen Studentenwerks (www.sozialerhebung.de) bringt etwas Licht in das Dunkel über das soziale Bild der Studentenschaft im Jahr 2006. In dieser groß angelegten Studie wird (alle drei Jahre) ermittelt, wie viel Geld dem „Normalstudenten" (= ledig, im Erststudium und nicht bei den Eltern wohnend) zur Verfügung steht. Die Sozialerhebung wird alle drei Jahre durchgeführt.

Da gibt es einmal den Mittelwert der Einnahmen: 770 Euro/Monat. Die Streuung der Einnahmenhöhen ist beträchtlich: Rund ein Viertel der Studierenden verfügt über weniger als 600 Euro, rund ein Viertel über mehr als 890 Euro. Die Ausgaben dieser Studenten betrugen im Durchschnitt für die Miete 266 Euro/Monat (bei einem Zimmer im Studentenwohnheim durchschnittlich 201 Euro/Monat, in einer eigenen Wohnung durchschnittlich 316 Euro/Monat), für Lernmittel im Durchschnitt 37 Euro/Monat und für Fahrtkosten durchschnittlich 82 Euro /Monat (bei Autofahrern 119 Euro/Monat, bei Nutzern Öffentlicher Verkehrsmittel 35 Euro/Monat).

Wenn studierende Kinder über den finanziellen Mindestbedarf mit ihren Eltern verhandeln, sollten diese Werte als Grundlage dienen.

Wo kommt nun das viele Geld her? Wie können Sie als mittelloser Student Ihr Überleben sicherstellen? Als erstes sind die Eltern dran. Im Bürgerlichen Gesetzbuch (BGB) wird vom „angemessenen Unterhalt" (§ 1610) gesprochen, der „... auch die Kosten der Erziehung und der Vorbildung zu einem Berufe" umfasst. Leider sind dem angemessenen Unterhalt oft sehr enge Grenzen gesetzt: das Einkommen der Eltern. Unter Berücksichtigung der jeweiligen Bedürfnislage sollten Eltern und Kinder eine faire Lösung finden können. Die Eltern sollten sich auch darüber klar sein, dass der Unterstützungszeitraum ca. sieben Jahre umfasst!

Studiengebühren

Nach einer längerer Diskussion sind sie nun doch in einigen Bundesländern zum Sommersemester 2007 eingeführt worden: die Studiengebühren oder auch Studienbeiträge genannt (nicht zu verwechseln mit den Semesterbeiträgen, die schon lange erhoben werden für den Sozialbeitrag für das Studentenwerk, das Mobilitätsticket und den Beitrag für den Allgemeinen Studierendenausschuss). Gab es in 2005 und 2006 noch heftige Proteste vor allem seitens der Studierenden sowie rechtliche Bedenken durch Juristen, so ist dieser Widerstand mittlerweile langsam verblasst. Es gibt verschiedene Gründe gegen Studiengebühren: Am bedeutsamsten ist dabei das Argument, dass es für diejenigen Studierenden, die bereits jetzt finanzielle Sorgen haben, zu einer Verschärfung ihrer Lebenssituation kommen kann. Ein andere Befürchtung scheint sich mittlerweile zu bewahrheiten: Nicht an allen Fakultäten kommt das durch die Studiengebühren den Hochschulen zusätzlich eingenommene Geld (an Universitäten mit 20.000 und mehr Student/innen etwa 20 Millionen Euro pro Jahr) unmittelbar der Lehre zugute.

So verwendeten Hochschulen die Gelder beispielsweise für ein Marketingkonzept zur Gewinnung von Studienanfängern, für Baumaßnahmen an und in Lehrgebäuden (die sonst aus einem anderen Etat finanziert werden müssten) oder „verheizten" sie im wahrsten Sinne, um notwendige Energiekosten zu bezahlen. Noch lässt sich nicht absehen, ob solche Beispiele eher die Regel werden oder Ausnahmen sind. Schon jetzt ist absehbar, dass sich die Universitäten auf Klagen gefasst machen müssen, wenn sie nicht nachweisen können, dass sie das zusätzlich eingenommene Geld nicht auch tatsächlich für die Lehre der Studierenden verwenden. Es gibt bereits eine Internetseite zu dem Thema: www.klage-freiburg.de.

Da die den Studiengebühren zugrunde liegende Gesetzgebung auf Landesebene gilt, sind die Verhältnisse bundesweit sehr unterschiedlich: zwischen 0 (bisher keine Studiengebühren eingeführt) und etwa 500 Euro pro Semester betrugen die Gebühren zum Zeitpunkt der Drucklegung dieses Studienführers (Übersicht: www.studieren.de/studium-studiengebuehren.0.html).

Es gibt allerdings auch Befreiungsklauseln (z. B. bei Pflege und Erziehung von minderjährigen Kindern, Ableistung des Praktischen Jahres nach der Approbationsordnung der Ärzte u. dgl.) und Härtefallregelungen, wenn Studiengebühren aufgrund besonderer und unabweisbarer Umstände des Einzelfalls zu einer unbilligen Härte führen würden. Außerdem: Wer seine Gebühren nicht direkt zahlen kann oder will, kann bei der Bank ein Studienbeitragsdarlehen beantragen. Für ausländische Studenten entfallen die Beiträge je nach Landesgesetz, sofern im Rahmen von zwischenstaatlichen oder übernationalen Abkommen oder durch Hochschulvereinbarungen gegenseitige Gebührenfreiheit garantiert ist.

Bei Bafög-Empfängern gilt eine sogenannte Kappungsgrenze, die z. B. in Nordrhein-Westfalen 10.000 Euro beträgt. Hat man mit seiner individuellen Bafög-Rückzahlung die Grenze erreicht, muss man keine Studiengebühren zahlen. Somit wird die Gesamtverschuldung für Bafögempfänger nach dem Studium auf 10.000 Euro begrenzt. Das entspricht etwa den Gebühren für 20 Semester bei 500 Euro Studiengebühren.

Ausbildungsförderung nach dem BAföG

Können die Eltern Sie nur teilweise oder gar nicht unterstützen, das eigene Vermögen langt nicht und Ihr Partner ist auch nicht flüssig genug, um Ihr Studium zu finanzieren, dann haben Sie einen Rechtsanspruch auf individuelle Ausbildungsförderung nach dem Bundesausbildungsförderungsgesetz (BAföG), derzeit in der 22. Fassung (www.bafoeg.bmbf.de/). Im Einzelnen gibt es durch die neuen BAföG-Regelungen folgende Verbesserungen (Auszug aus der eben erwähnten Internet-Seite):

Die Bedarfssätze steigen zum Schuljahr bzw. Wintersemester 2008/2009 um 10 Prozent, die Freibeträge vom Einkommen der Auszubildenden, ihrer Ehegatten und Eltern jeweils um 8 Prozent. Der Förderungshöchstsatz beträgt damit 643 Euro, wobei durch die höheren Freibeträge noch mehr Auszubildende einen Anspruch auf Förderung erhalten. Für alle Auszubildenden gilt zudem, dass ihre Minijobs mit einem Verdienst bis zu 400 Euro brutto anrechnungsfrei bleiben. Sie führen also nicht zu einer Kürzung der Ausbildungsförderung.

Auszubildende mit Kindern können einen Kinderbetreuungszuschlag erhalten. Auszubildende mit Migrationshintergrund können leichter nach dem BAföG gefördert werden. Ausländische Auszubildende, die bereits langfristig aufenthaltsberechtigt sind oder eine dauerhafte Bleibeperspektive haben, werden auch ohne Anknüpfung an eine vorherige Mindesterwerbsdauer der Eltern gefördert.

Auszubildende, die ihre Ausbildung ganz oder teilweise im Ausland absolvieren, können leichter gefördert werden. So ist beispielsweise auch eine vollständige Ausbildung im EU-Ausland und der Schweiz förderungsfähig. Ab dem Schuljahr 2008/2009 werden zudem auch Auslandspraktika, die beim Besuch von Berufsfachschulen vorgeschrieben sind, förderungsfähig. Darüber hinaus werden an Praktika im außereuropäischen Ausland ab dem Schuljahr bzw. Wintersemester 2008/2009 generell keine höheren Anforderungen mehr gestellt als an Praktika im europäischen Ausland.

Das BAföG fördert alle diejenigen Studenten, denen die für ihren Lebensunterhalt und ihre Ausbildung notwendigen Mittel fehlen. BAföG-Vollförderung erhielten im Jahr 2004 39,8 % der geförderten Studierenden, 60,2 % erhielten BAföG-Teilförderung.

Das Gesetzeswerk ist umfassend und wird dauernd durch Gerichtsentscheidungen und Ausführungsbestimmungen in Bewegung gehalten. Die veröffentlichten Beispiele sind Legion (so z. B. in dem Buch: „Studien- und Berufswahl“), darum sollen hier nur ein paar Grenzwerte genannt werden (gültig ab April 2003).

Wie viel es vom BAföG-Amt gibt, errechnet sich aus dem gesetzlich festgelegten Bedarfssatz und dem anrechenbaren Einkommen/Vermögen der Eltern, des Ehepartners oder vom Antragsteller selber.

Der monatliche Bedarfssatz für Studierende errechnet sich wie folgt (Stand 2008):

Student wohnt	bei den Eltern	nicht bei den Eltern
Grundbedarf für Studenten	414 Euro	512 Euro
Mietzuschlag		max. 72 Euro
Krankenversicherung (für Selbstversicherer)	50 Euro	50 Euro
Pflegeversicherungs-zuschlag	9 Euro	9 Euro

Weitere Informationen unter www.studentenwerk.de bzw. www.studis-online.de

So ergibt sich eine Maximalförderung in Höhe von 473 Euro/Monat für sogenannte Elternwohner und 643 Euro/Monat für Studenten in eigener Wohnung.

Das anrechenbare Einkommen der Eltern/Ehegatten bzw. das anrechenbare eigene Vermögen des Studenten entspricht grob dem Bruttoeinkommen (von vor zwei Jahren) auf Monate umgerechnet abzüglich der Steuern und einer Sozialpauschale (also ungefähr das Nettoeinkommen).

Achtung, die oben angegebenen Zahlen können nur grob die evtl. Förderungshöhe oder überhaupt den Förderungsanspruch aufzeigen. Verbindliches kann nur das BAföG-Amt sagen, und dort sollten Sie auch bei – Ihrer Meinung nach – geringen Aussichten einen Antrag stellen. Auskünfte erteilt das Studentenwerk (Förderabteilung) der jeweiligen Hochschule. Hier erhalten Sie auch Anträge und Informationsblätter.
Weitere Informationen (u. a. auch ein sog. BAföG-Rechner) sind unter www.das-neue-bafoeg.de bzw. unter www.studentenwerk.de zu finden.

Auf Folgendes möchte ich noch besonders hinweisen:

- Unterschiedliche Bedarfs- und Fördersätze gibt es nicht mehr für „alte“ und „neue“ Bundesländer.
- Es wird nicht rückwirkend gefördert; also mit der Zulassung zum Studium den BAföG-Antrag stellen, auch wenn Sie noch nicht alle (wirklich umfangreichen) Unterlagen zusammen haben.
- Die Altersgrenze von 30 Jahren für eine Förderung nach BAföG gilt nicht in jedem Falle. Ausgenommen von der Altersgrenze sind insbesondere Studenten, die über den zweiten Bildungsweg kommen und sofort nach Erwerb der Hochschulzugangsberechtigung mit dem Studium anfangen und die Berufsqualifizierten in Niedersachsen.
- Die elternunabhängige Förderung ist seit dem 1. Juli 1990 stark eingeschränkt worden! Es sollen nach dem Willen des Gesetzgebers nur noch die Studenten elternunabhängig gefördert werden, die entweder 60 Monate (= fünf Jahre) gearbeitet haben oder mit ihrer Ausbildung mindestens 72 Monate (= sechs Jahre) vor dem Studium im Berufsleben standen. Hierbei werden Dienste und Zeiten der Arbeitslosigkeit mitgerechnet, wenn sie nach der Ausbildung absolviert wurden (Näheres unter www.bafoeg.bmbf.de/de/196.php).
- Bei Problemen mit dem BAföG-Amt oder bei besonderen Antragstellungen (z. B. Fachwechsel) sollte auf jeden Fall die Sozialvertretung der Studentenschaft (im Allgemeinen beim AStA zu finden) aufgesucht werden. Hier hat sich im Laufe der Jahre eine erhebliche Kompetenz angesammelt und es kann auf einer Ebene beraten werden, die offiziellen Stellen nicht immer möglich ist.
- Für Studienaufenthalte im Ausland gibt es erhöhte BAföG-Sätze!
- Die meisten Mitarbeiter im BAföG-Amt sind auch nur Menschen. Nehmen Sie zu ihnen auch Kontakt auf, wenn alles wie am Schnürchen klappt oder wenn Sie sich über den Sachbearbeiter freuen. Es wird sich im wahrsten Sinn des Wortes auszahlen.

Seit dem 1. Juli 1990 ist die Förderung nach BAföG nur noch zur Hälfte ein Darlehen. Einige Jahre lang wurde BAföG nur als Volldarlehen gewährt und so konnten sich nach dem Studium schon locker 20.000 Euro Schulden angesammelt haben. Diese Tatsache hat zu einer erheblichen Verringerung der BAföG-Anträge geführt. Insbesondere Studierwillige aus „bildungsfernen Schichten“ haben aus diesem Grund auf ein Studium verzichtet. Da die finanzielle Einsparung für den Staat nach Einführung des Volldarlehens aus verschiedenen Gründen recht gering ausfiel, ist zu vermuten, dass der Studienverzicht einiger Leute durch die Gesetzesänderung gewollt war. Nach dem neuesten Stand (Inkrafttreten des 22. Gesetz zur Änderung des BAföG 2008) gilt: Staatsdarlehen, die für Ausbildungsabschnitte gewährt werden, die nach dem 28.02.2001 begonnen haben, müssen nur bis zu einem Gesamtbetrag von 10.000 Euro zurückgezahlt werden. Für diese Förderungsart gilt: Das Bundesverwaltungsamt (www.bundesverwaltungsamt.de) ist für die Einziehung des Darlehens zuständig. Die Rückzahlung des Darlehensanteils beginnt fünf Jahre nach dem Ende Ihrer BAföG-Förderungshöchstdauer (nicht nach dem Ende Ihres Studiums!) und dauert längstens 20 Jahre. Etwa ein halbes Jahr vor Beginn der Rückzahlungspflicht wird die Höhe der Darlehenssumme sowie der Rückzahlungsbeginn per Bescheid mitgeteilt. Die Höhe der Raten liegt in der Regel bei 105 Euro/mtl.

Auf Antrag (innerhalb eines Monats nach dem Bescheid!) gibt es unterschiedliche Darlehensteilerlasse (www.bundesverwaltungsamt.de), z. B. für ein besonders schnelles, erfolgreiches Studium oder bei vorzeitiger Rückzahlung, ähnlich bei Kindererziehung. Die Rückzahlung ist einkommensabhängig, d. h. Geringverdiener (monatlich weniger als 1.040 Euro) können auf Antrag die Rückzahlung aussetzen.

Nach genauerer Betrachtung der Rückzahlungsmodalitäten stellt man fest, dass es wirklich „nur“ psychologische Barrieren sind, die Studenten vom BAföG-Antrag und damit möglicherweise vom Traumstudium abhalten. Das zinsfreie Darlehen, evtl. durch Teilerlasse schon dezimiert, braucht man erst fünf Jahre nach Ende der Förderung zurückzuzahlen und das in Raten von nunmehr 105 Euro monatlich. Sollten Sie dann etwas verdienen, wird Sie das nicht allzu sehr belasten. Verdienen Sie nichts oder unter einem bestimmten Satz (Geringverdiener), zahlen Sie nichts!

Die Rückzahlung fällt jetzt natürlich noch leichter, da es sich „nur“ noch um max. 10.000 Euro handelt! Also: Nicht auf BAföG verzichten, da es zu 50 % Darlehen und zu 50 % ein Geschenk von „Vater Staat“ ist. Verzichten Sie lieber auf Ihren Halbtagsjob, denn mit dem studentischen „Dazuverdienen“ kommen Sie viel besser über die Runden (offiziell bis 255 Euro brutto pro Monat!) und haben nicht den Stress, zwischen Hochschule und Arbeitsplatz hin und her zu laufen.

Stipendien

Wird BAföG nach Bedürftigkeit vergeben, so sind Stipendien anderer Einrichtungen meist leistungsabhängig. Die Hochbegabtenförderung ist in vielen Fällen ideologieabhängig (z. B. Kirchen, Parteien) oder berufsabhängig (z. B. Wirtschaftsverbände, Firmen). Die „Stiftung des Deutschen Volkes“ steht allen offen, die von Schule oder Hochschule (Vertrauensdozenten; sind im Vorlesungsverzeichnis zu finden) vorgeschlagen werden. Die Fördersätze sind den tatsächlichen Bedürfnissen des Durchschnittsstudenten meist besser angepasst als das BAföG und werden im Allgemeinen als Schenkung vergeben (wichtige Adressen siehe Anhang).

Jobben

Wie überleben die Studierenden? Darüber gibt auch die 18. Sozialerhebung (www.sozialerhebung.de) interessanten Aufschluss: In zunehmendem Maße müssen sich die Studenten selbst durch Jobs mitfinanzieren. Das machen mittlerweile 60 %. Auch dies ist regional sehr unterschiedlich, wie Einzeluntersuchungen eindrucksvoll belegen (z. B. TU Berlin). Der durchschnittliche eigene Verdienst beträgt 308 Euro/Monat (bei Unterstützung durch die Eltern 448 Euro/Monat, durch das BAFöG 376 Euro/Monat).

Ein erster Weg kann zur Jobvermittlung des jeweiligen Arbeitsamts führen. Hier kann man kurz- oder langfristige Jobs erhalten. Die Arbeitsämter in den Hochschulorten haben z. T. eigene Vermittlungsstellen für Studenten. Fragen Sie danach!

Auch bei den Studentenvertretungen bzw. beim AStA rufen öfter Leute an, die kurzfristig mal 'ne Hand brauchen – das kann von der Nachhilfe über Vorlesen bis zum Weihnachtsmann gehen. Es lohnt auch dort die Nachfrage.

Eine Fundgrube für alles – aber auch für Jobs – sind die Anschlagbretter der Fachbereiche, Institute und der Verwaltung. Hier werden studentische und/oder wissenschaftliche Hilfskräfte gesucht. Diese Stellen sind allein schon dadurch interessant, dass sie an der Hochschule angeboten werden und so zusätzliche Wege wegfallen. Auch sind sie in der wöchentlichen Arbeitszeit so bemessen, dass sie für einen Studenten gut zu schaffen sind (5 bis 19 Stunden pro Woche). Die Arbeiten sind so vielfältig wie die Institute und Forschungsvorhaben einer Universität und geben oft einen guten Einblick in die Instituts- oder Hochschulverwaltung. So mancher „Hiwi" hat durch die Mitarbeit an einem Forschungsprojekt seine wissenschaftliche Karriere begründet.

Über Zapfen, Taxi- oder Lkw-Fahren soll nicht weiter gesprochen werden. Auch die Nachtwachen in Krankenhäusern und Privatstationen sind eher Selbstverständlichkeit für angehende Mediziner und gehören leider nur zu oft zu den theoretischen Möglichkeiten.

In der ganzen Jobberei liegt jedoch eine Gefahr, der Sie sich bewusst sein sollten, wenn Sie auf Jobsuche gehen: Manch ein Student jobbt sein Leben lang, ohne zu studieren, weil das Geld stimmen muss. Durch zu viel studienfremde Tätigkeiten geht einiges an Möglichkeiten verloren, die Sie als Student eines ohnehin schon stramm durchstrukturierten Studiengangs noch haben. Ein eher am Minimum orientiertes Dazuverdienen kommt Studiendauer und Studienqualität zugute.

i Einige rechtliche Rahmenbedinungen sind beim Jobben zu beachten

Sozialversicherungsrechtlich kommt es darauf an, ob ein Studenten-Job kurzfristig ist oder geringfügig entlohnt wird und ob er im Semester oder in den Semesterferien durchgeführt wird.

- Kurzfristig ist eine Beschäftigung, wenn sie innerhalb eines Jahreszeitraums auf längstens zwei Monate oder 50 Arbeitstage befristet ist. Mehrere kurzfristige Jobs werden zusammengerechnet. Wenn der Student pro Jahr höchstens 26 Wochen mehr als 20 Stunden arbeitet, gilt sie ebenfalls als kurzfristig. In diesen Fällen ist die Tätigkeit sozialversicherungsfrei.
- Liegt das monatliche Arbeitsentgelt unter 400 Euro, zahlt der Arbeitgeber für diese geringfügige Beschäftigung 10 % des Arbeitsentgelts zur Krankenversicherung (bei gesetzlicher Krankenversicherung) und 12 % zur Rentenver-sicherung.
- Werden mehrere geringfügige Beschäftigungen nebeneinander ausgeführt, dürfen die Gesamteinkünfte der Mini-Jobs nicht mehr als 400 Euro im Monat betragen.
- Wer im Semester mehr als geringfügig beschäftigt ist, zahlt bei einer wöchentlichen Arbeitszeit von bis zu 20 Stunden nur in die Rentenversicherung. Bei mehr als 20 Stunden gilt die volle Sozialversicherungspflicht.
- In den Semesterferien gilt die 20-Stunden-Regel nicht: Wenn die wöchentliche Arbeitszeit über 20 Stunden aufgestockt wird, gilt trotzdem nur die Rentenversicherungspflicht.

Die rechtlichen Rahmenbedingungen bei den Mini-Jobs sind sehr differenziert, umfangreich und hängen stark von den individuellen Verhältnissen ab. Bei konkreten Fragen im Einzelfall hilft der Arbeitgeber, die Krankenkasse, das Studentenwerk oder der Steuerberater (Letzterer ist vermutlich die teuerste Variante) weiter.

Auch BAföG-Empfänger können nicht unbegrenzt dazuverdienen, ohne dass das Auswirkungen auf die Förderungshöhe hat. Daher sollten sich BAföG-Empfänger zuvor beim Studentenwerk erkundigen, wie hoch der monatliche Zuverdienst liegen darf, ohne dass dies Einfluss auf die Förderungshöhe hat!

4.2 Wohnen

Besonders für angehende Mediziner erweist sich die Wohnungssuche oft als Problem, da sie durch die Vergabepraxis der ZVS in der Regel vor der Zuweisung eines Studienplatzes nicht wissen, wo sie – wenn überhaupt – studieren.

Tatsache ist, dass die beste Zeit zur Zimmersuche am Ende eines jeden Semesters liegt. Dann ist Bewegung am Studentenwohnungsmarkt. Absolventen, Studienabbrecher und Hochschulwechsler verlassen den Studienort und etablierte Studenten ziehen in die besseren Wohnlagen. Bis Sie als Medizinstudent wissen, wo Sie studieren, haben sich schon alle anderen bedient. Jetzt hilft nur noch zielgerichtetes, eisenhartes Vorgehen – falsche Scham führt im günstigsten Fall zu einer verlängerten Zimmersuche, im Normalfall zu teuren und schlechten Wohnlösungen.

Nehmen wir einmal an, Sie haben erst gegen Ende September (was noch früh sein kann!) durch die ZVS in irgendeinem Nachrückverfahren für das Wintersemester einen Studienplatz bekommen. Innerhalb der angegebenen Frist müssen Sie sich immatrikulieren. Dies haben Sie jetzt hinter sich und stehen da mit dem Koffer in der Hand als frischgebackener „stud. med." – wohnungslos!

Sicherlich ist Ihr erster Gedanke „Holiday Inn", „Interconti" oder „Parkhotel". Leider liegen diese Adressen für wohnungssuchende Studenten zu abgelegen und entfallen damit als Übergangslösung. Die Jugendherberge bietet sich da schon eher an und diese ist meist auch bereit, Studenten für einige Tage zu beherbergen (Nachteil: Jugendherbergen liegen tatsächlich häufig sehr abgelegen und haben oft rigide Auflagen).

Ihr erster Weg sollte Sie aber zur Studentenvertretung der Hochschule (AStA) und des Fachbereichs (Fachschaft) fuhren. In beschränktem Umfang bieten diese auch Vermittlungsdienste an; das Wichtigste ist jedoch, dass die Leute dort Ihnen eine Unterkunft für ein oder zwei Nächte besorgen können und das meist auch tun. So haben Sie erst einmal Luft, können den Koffer abstellen und haben den Kopf frei, sich ganz auf die Zimmersuche zu konzentrieren. Ein Leitgedanke darf Sie nicht mehr verlassen, bis Sie Ihre Traumwohnung/Zimmer/Wohngemeinschaft gefunden haben: Wie mache ich mein Wohnungsproblem zum Problem möglichst vieler Leute?

Rufen Sie „Hinz und Kunz“ an; auch der entfernteste Verwandte kann weiterhelfen, da er vielleicht jemanden kennt, der in Ihrem Studienort viele gute Beziehungen hat. Diese Aktivitäten können gar nicht intensiv genug sein, gehen doch knapp die Hälfte aller Wohnungen bzw. Wohnmöglichkeiten unter der Hand bzw. durch private Vermittlungen weg. Hier haben Ortsfremde natürlich schlechte Karten und so ergeben sich auch unterschiedliche Erfolgsquoten bei der Wohnungssuche, wenn man die einzelnen Wohnarten der Studenten untersucht.

Ihr zweiter Weg führt Sie zu dem für die Hochschule zuständigen Studentenwerk. Die Studentenwerke sind für die soziale Betreuung der Studenten zuständig. Sie betreiben die Mensen, vergeben das BAföG und verwalten auch die Studentenwohnheime. In der Regel vermitteln sie auch private Zimmer und Wohnungen. Studentenwohnheime sind unter Studienanfängern sehr beliebt, da sie die billigste Art des studentischen Wohnens sind. Ein Zimmer in einem Wohnheim hat aber außer dem Preis auch noch andere Vorteile: Jederzeit ansprechbare Nachbarn, Gemeinschaftseinrichtungen für die Freizeit und modernere Heime sind auch schon mal in Wohneinheiten aufgeteilt, in denen es sich dann ähnlich wie in Wohngemeinschaften wohnen lässt.

Leider stehen bundesweit nur für ca. 10 % der Studenten Wohnheimplätze zur Verfügung und der Mangel ist in einigen Orten besonders krass zu spüren. Dieser Mangel an Plätzen ist auch der Grund, warum Sie nur vier bis sechs Semester in solch einem Heim bleiben dürfen, dann erhalten Sie Ihre Kündigung. Außer über das Studentenwerk kann man Wohnheimplätze auch über einige kirchliche Studentengemeinden und private Wohnheime für Studenten vermittelt bekommen. Die Adressen erhält man sicher in der Studienberatung.

Ihr dritter Weg führt Sie in eine der umliegenden Studentenkneipen. Eine Erholung täte jetzt gut. Ihr müder Blick streift über die vor Ihnen stehende Säule und Sie erstarren: Auf einem Zettel wird ein Platz in einer Wohngemeinschaft angeboten. Hellwach laufen Sie zum Telefon; leider war der Zettel schon zwei Monate alt. Jetzt heißt es, nicht nachzulassen und die erkannte Idee sofort umzusetzen. Sie nehmen nun selbst ein Blatt zur Hand und fangen an zu dichten:

9. festgelegt ist, wie die Anforderungen, die in den Anlagen 1, 7, 9, 10 und 11 zu dieser Verordnung beschrieben sind, im Modellstudiengang erfüllt werden.

(3) Von den Studierenden des Modellstudiengangs sind die in § 10 Abs. 4 Satz 1 Nr. 1 AOÄ genannten Unterlagen bei der Meldung zum Zweiten Abschnitt der Ärztlichen Prüfung vorzulegen. Anstelle einer Gesamtnote wird in den Fällen des Absatzes 1 Nr. 1 ein Zeugnis nach einem Muster in der Anlage 12 zu dieser Verordnung erteilt, wobei neben der Note für den Zweiten Abschnitt der Ärztlichen Prüfung die Überprüfungsergebnisse der nach Absatz 2 Nr. 3 durchgeführten und dem Ersten Abschnitt der Ärztlichen Prüfung gleichwertigen Prüfungen getrennt aufgeführt werden.

Modellstudiengänge werden mittlerweile an verschiedenen Universitäten und Hochschulen angeboten. Am Beispiel des Reformstudiengangs der Charité Berlin werden im Folgenden die zentralen Ziele und Besonderheiten vorgestellt (entnommen aus dem Informationsblatt „Reformstudiengang Medizin – Universitätsmedizin Charité Berlin", internet: www.charite.de/rv/reform):

Ziel der Ausbildung ist die enge Vernetzung grundlagenmedizinischer, klinischer und psychosozialer Aspekte beim Verständnis von Krankheit und Gesundheit, eine solide Ausbildung in Kommunikation und praktischen Fertigkeiten sowie die Förderung selbstbestimmten und eigenverantwortlichen Lernens. Das Studium ist in verschiedene Themenblöcke gegliedert. Die Studierenden widmen sich fächerübergreifend vorklinischen und klinischen Fragestellungen. Ab dem ersten Semester bestehen Patientenkontakte. Im ersten Studienabschnitt (erstes bis fünftes Semester) befassen sie sich in den Themenblöcken mit den einzelnen Organsystemen. Im zweiten Studienabschnitt (sechstes bis zehntes Semester) werden Aspekte einzelner Lebensabschnitte behandelt. Zusätzlich haben die Studierenden die Möglichkeit, während der vierwöchigen Blockpraktika auf einer Station praktische Fertigkeiten und theoretische Kenntnisse zu vertiefen. Im dritten Studienabschnitt findet – wie auch im Regelstudiengang – das Praktische Jahr statt (siehe Kap. 3.4 und 3.5).

Das Problemorientierte Lernen (POL) findet als zentrale Lehr- und Lernmethode Anwendung. Hier erarbeiten sich sieben Studierende mit Unterstützung ihres Dozenten die medizinischen Inhalte anhand einer konkreten Fragestellung. Dazu werden sie zu Beginn der Woche mit einem Patienten-Fallbeispiel konfrontiert (z. B. Herzinfarkt). Bei der Bearbeitung werden daraus resultierende Fragen aus dem Gebiet der Anatomie, der Physiologie, aus der Inneren Medizin oder Pharmakologie angeschnitten. Aus diesen offenen Fragen werden von der Gruppe Lernziele entwickelt, die bis zum Ende der Woche eigenständig bearbeitet werden. Beim zweiten POL-Termin tragen die Studierenden das Erarbeitete zusammen und diskutieren die Ergebnisse und offenen Fragen. Die Dozenten haben v.a. eine moderierende Funktion und unterstützen dadurch den Lernprozess.

Entscheidend für den stetigen Lernzuwachs ist das intensive Selbststudium. Es wird durch eine Reihe von zusätzlichen Lehr- und Lernveranstaltungen ergänzt: Seminare zu klinisch-theoretischen Grundlagen werden für eine Gruppe von 21 Studierenden von Lehrenden eines Grundlagenfachs und eines klinischen Fachs interdisziplinär gestaltet. Das Thema richtet sich nach dem aktuellen POL-Fall. Im Praktikum werden z.B. anatomische Präparationen, Experimente in Physiologie/Biochemie durchgeführt und weitere Veranstaltungen aus einem breiten Themenfeld angeboten (z.B. Strahlenschutz, gerichtsmedizinische Methoden). Übungen zu Diagnostik/Therapie umfassen den Erwerb praktischer Fertigkeiten des ärztlichen Berufs (z.B. Blutabnahme, körperliche Untersuchung) und diagnostischer Methoden (z.B. Sonographie, EKG, Mikroskopieren). Übungen zur Interaktion vermitteln in Kleingruppen Fertigkeiten zur professionellen Kommunikation und Interaktion im ärztlichen Handlungskontext, z.T. unter Einsatz von Simulationspatienten. Die Berufsfelderkundung vermittelt den Studierenden im ersten Semester Einblicke in verschiedene ärztliche Tätigkeitsgebiete (Gesundheitsämter, Pharmaindustrie, Forschungseinrichtungen etc.). Am Praxistag hospitieren die Studierenden einmal wöchentlich in einer ärztlichen Praxis. Dadurch werden ein früher Patientenkontakt und Einblicke in die ambulante Gesundheitsversorgung gewährleistet. Im Studium generale erarbeiten sich die Studierenden Inhalte nichtmedizinischer Fächer. Im Bereich Human- und Gesundheitswissenschaften werden in verschiedenen Veranstaltungen zu „Grundlagen ärztlichen Denkens und Handelns“, „Gesundheitswissenschaften“ und „Methoden wissenschaftlichen Arbeitens“ u.a. gesellschaftliche, philosophische, ethische, historische und methodische Aspekte der Medizin behandelt.

Das mit Beginn des Reformstudiengangs eingerichtete Trainingszentrum für ärztliche Fertigkeiten (TÄF) steht allen Studierenden der Fakultät offen. Es bestehen vielfältige Möglichkeiten zum Selbststudium (z.B. Modelle, Untersuchungsinstrumente, Videotechnik, Lernprogramme). Im TÄF werden ein Großteil der Unterrichtsveranstaltungen und Prüfungen für den Reformstudiengang durchgeführt.
Aufgrund der speziellen Struktur des Reformstudiengangs gibt es eigens angepasste studienbegleitende Prüfungen, die durch die praktische Staatsprüfung nach dem Praktischen Jahr (siehe Kap. 3.4 und 3.5) ergänzt werden. Folgende Prüfungsformen werden eingesetzt: Im OSCE (Objective Structured Clinical Examination)

werden praktische Fertigkeiten (z.B. Blutabnahmen, Untersuchungsmethoden) geprüft. Der MEQ (Modified Essay Questions) prüft anhand eines Fallbeispieles schriftlich ärztliches Vorgehen und die sinnvolle Anwendung erlernter Inhalte. Im Multiple-Choice-Test wird vorrangig Faktenwissen geprüft. Nach dem zehnten Semester werden dieselben Prüfungen wie im Regelstudium durchgeführt. In Berlin gilt dies seit dem Sommersemester 2004.

Jeweils zum Wintersemester werden 63 Studierende in den Reformstudiengang aufgenommen, die einen Studienplatz zum ersten Semester an der Charité Universitätsmedizin Berlin erhalten haben und sich für den Reformstudiengang entscheiden. Bei mehr als 63 Bewerbern entscheidet das Los. Nicht ausgelosten Bewerbern ist ein Platz im Regelstudium sicher.

6 Approbation

Antrag auf Approbation gemäß § 39 AOÄ

(1) Der Antrag auf die Approbation als Arzt ist an die zuständige Stelle des Landes zu richten, in dem der Antragsteller den Zweiten Abschnitt der Ärztlichen Prüfung bestanden hat.

Dem Antrag sind beizufügen:

1. ein kurz gefasster Lebenslauf,
2. die Geburtsurkunde oder ein Auszug aus dem Familienbuch der Eltern, bei Verheirateten auch die Heiratsurkunde oder ein Auszug aus dem für die Ehe geführten Familienbuch,
3. ein Nachweis über die Staatsangehörigkeit des Antragstellers,
4. ein amtliches Führungszeugnis, das nicht früher als einen Monat vor der Vorlage ausgestellt sein darf,
5. eine Erklärung darüber, ob gegen den Antragsteller ein gerichtliches Strafverfahren oder ein staatsanwaltschaftliches Ermittlungsverfahren anhängig ist,
6. eine ärztliche Bescheinigung, die nicht früher als einen Monat vor der Vorlage ausgestellt sein darf, wonach keine Anhaltspunkte dafür vorliegen, dass der Antragsteller wegen eines körperlichen Gebrechens oder wegen Schwäche seiner geistigen oder körperlichen Kräfte oder wegen einer Sucht zur Ausübung des ärztlichen Berufs unfähig oder ungeeignet ist,
7. das Zeugnis über die Ärztliche Prüfung

(2) Soll eine Approbation nach § 3 Abs. 1 Satz 2 bis 6, Abs. 2 oder 3 AOÄ oder nach § 14b der Bundesärzteordnung erteilt werden, so sind, sofern die Ausbildung nicht nach Vorschriften dieser Verordnung erfolgt ist, anstelle Nachweise nach Absatz 1 Satz 2 Nr. 7 Unterlagen über die abgeschlossene ärztliche Ausbildung des Antragstellers, der keine endgültig nicht bestandene ärztliche Prüfung nach dieser Verordnung vorausgegangen darf, in Urschrift, in amtlich beglaubigter Abschrift oder amtlich beglaubigter Ablichtung vorzulegen. Soweit Nachweise nicht in deutscher Sprache ausgestellt sind, sind sie zusätzlich in beglaubigter Übersetzung vorzulegen. Die zuständige Stelle des Landes kann die Vorlage weiterer Nachweise, insbesondere über eine bisherige Tätigkeit, verlangen. Bei Antragstellern, die als Staatsangehörige eines der übrigen Mitgliedstaaten der Europäischen Union oder eines anderen Vertragsstaates Abkommens über den Europäischen Wirtschaftsraum Befähigungsnachweise vorlegen, die nach der Bundesärzteordnung den Ausbildungsnachweisen nach § 3 Abs. 1 Nr. 4 dieses Gesetzes gleichgestellt sind, können weitere Nachweise, insbesondere ein Tätigkeitsnachweis, nur verlangt werden, soweit die Bundesärzteordnung dies vorsieht oder besondere Gründe dies erfordern.

(3) Staatsangehörige eines der übrigen Mitgliedstaaten der Europäischen Union oder eines anderen Vertragsstaates des Abkommens über den Europäischen Wirtschaftsraum können anstelle des in Absatz 1 Satz 2 Nr. 4 genannten Zeugnisses eine von der zuständigen Behörde des Heimat- oder Herkunftsstaates ausgestellte entsprechende Bescheinigung oder einen von einer solchen Behörde ausgestellten Strafregisterauszug oder, wenn ein solcher nicht beigebracht werden kann, einen gleichwertigen Nachweis vorlegen. Hat der Antragsteller den ärztlichen Beruf im Heimat- oder Herkunftsstaat bereits ausgeübt, so kann die für die Erteilung der Approbation als Arzt nach Landesrecht zuständige Stelle bei der zuständigen Behörde des Heimat- oder Herkunftsstaates Auskünfte über etwa gegen den Antragsteller verhängte Strafen oder sonstige berufs- oder strafrechtliche Maßnahmen wegen schwerwiegenden standeswidrigen Verhaltens oder strafbarer Handlungen, die die Ausübung des Berufs im Heimat- oder Herkunftsstaat betreffen, einholen. Hat die für die Erteilung der Approbation als Arzt nach Landesrecht zuständige Stelle in den Fällen des Satzes 1 oder 2 von Tatbeständen Kenntnis, die im Ausland eingetreten sind und im Hinblick auf die Voraussetzungen des § 3 Abs. 1 Satz 1 Nr. 2 der Bundesärzteordnung von Bedeutung sein können, so hat sie die zuständige Stelle des Heimat- oder Herkunftsstaates zu unterrichten und sie zu bitten, diese Tatbestände zu überprüfen und ihr das Ergebnis und die Folgerungen, die sie hinsichtlich der von ihr ausgestellten Bescheinigungen und Nachweise daraus zieht, mitzuteilen. Die in den Sätzen 1 bis 3 genannten Bescheinigungen und Mitteilungen sind vertrau-

lich zu behandeln. Sie dürfen der Beurteilung nur zugrunde gelegt werden, wenn bei der Vorlage die Ausstellung nicht mehr als drei Monate zurückliegt.

(4) Staatsangehörige eines der übrigen Mitgliedstaaten der Europäischen Union oder eines anderen Vertragsstaates des Abkommens über den Europäischen Wirtschaftsraum können anstelle der in Absatz 1 Satz 2 Nr. 6 genannten ärztlichen Bescheinigung eine entsprechende Bescheinigung der zuständigen Behörde ihres Heimat- oder Herkunftsstaates vorlegen. Absatz 3 Satz 4 und 5 gilt entsprechend.

(5) Über den Antrag eines Staatsangehörigen eines der übrigen Mitgliedstaaten der Europäischen Union oder eines anderen Vertragsstaates des Abkommens über den Europäischen Wirtschaftsraum ist kurzfristig, spätestens drei Monate nach Vorlage der nach den Absätzen 1 bis 4 vom Antragsteller vorzulegenden Unterlagen, zu entscheiden. Werden Auskünfte nach Absatz 3 Satz 3 von der zuständigen Stelle des Heimat- oder Herkunftsstaates eingeholt, so wird der Ablauf der in Satz 1 genannten Frist bis zu dem Zeitpunkt gehemmt, zu dem die Auskünfte eingehen oder, wenn eine Antwort des Heimat- oder Herkunftsstaates innerhalb von drei Monaten nicht eingeht, bis zum Ablauf dieser drei Monate.

7 Promotion

Ein Arzt ohne „seinen Doktor"? Für „Otto Normalverbraucher" bräche eine Welt zusammen. Diese zwei Buchstaben „Dr." gehören einfach dazu (für angehende Amtsärzte sind sie sogar Bedingung), und doch: Nur etwas mehr als 50 % aller Mediziner promovieren.

Für viele Medizinstudenten – wenn sie nicht wissenschaftlich interessiert sind – gilt in Sachen Doktorarbeit das Motto: So billig wie möglich, schließlich bedeutet sie nur Mehrarbeit und ist zudem nur in seltenen Fällen von Wert. Folgerichtig verschwinden viele Arbeiten in den Archiven auf Nimmerwiedersehen.
Man sollte sich frühzeitig darüber klar werden (etwa im ersten klinischen Studienabschnitt), ob man
a) eben nur der zwei Buchstaben wegen die Mühen der Doktorarbeit auf sich nimmt, oder

b) eine weitergehende Zielsetzung damit verfolgt (z. B. ob man später gerade in diesem Bereich bzw. in diesem Institut ärztlich tätig werden will oder gar eine wissenschaftliche Laufbahn einschlagen möchte).

Viele werden einwenden, dass eine solche Berufsplanung zu solch einem frühen Zeitpunkt im Studium noch nicht sinnvoll ist; dem ist aber entgegenzusetzen, dass es ungemein wichtig ist, noch vor dem elften Semester die Arbeit abgeschlossen zu haben, denn später (im PJ oder in der Assistenten-Zeit) hat man in der Regel keine Zeit mehr dazu. Die beste Zeit, mit einer Dissertation zu beginnen, ist das siebte oder achte Semester, also nach dem Ersten Abschnitt der Ärztlichen Prüfung. An den meisten Universitäten sind die Beanspruchungen durch das Studium auf ein Minimum geschrumpft (dementsprechend auch die praktische Ausbildung).

Für diejenigen, die sich der Gruppe a) zugehörig fühlen, stellen statistische Auswertungsarbeiten in den operativen Fächern (Chirurgie, Gynäkologie etc.) eine gute Möglichkeit dar, den Doktorhut relativ rasch und einfach zu erwerben. So kann man sich dann auf wichtige Dinge im Studium konzentrieren. Üblicherweise arbeitet man einige Kilo Akten bzw. Operationsberichte unter bestimmten Gesichtspunkten durch, die den Doktorvater interessieren und mit ihm vereinbart wurden. Diese Arbeiten haben den großen Vorteil, dass man recht unabhängig von – meist ungünstigen – Umständen arbeiten kann. Falls an solch eine Arbeit noch Patientenuntersuchungen geknüpft sind, muss man sich vor Beginn der Arbeit vergewissern, dass diese Patienten auch noch zur Verfügung stehen (Adressenkarteien usw.).

Am besten lässt man sich bei mehreren Professoren des operativen Stoffgebiets Termine geben und fragt nach solchen Arbeiten. Große Sprünge jedoch lassen sich mit dieser Art der Dissertation nicht machen, wie etwa eine spätere Bewerbung um ein Stipendium für Forschungsaufenthalte.

Wer einmal richtig „forschen" möchte, sollte sich um eine experimentelle Arbeit in dem Fachbereich bemühen, der ihn besonders interessiert (Vorklinik/Klinik). Man muss sich den Doktorvater beim ersten Gespräch genau ansehen: Hat dieser etwa dann schon wenig Zeit oder nur vage Vorstellungen von der Arbeit, sollte man die Hände davon lassen. Es empfiehlt sich, sich folgende Fragen beantworten zu lassen:

Checkliste

- ☐ Wie sieht das wahrscheinlichste Ergebnis der Experimente aus?
- ☐ Sind alle Materialien und Techniken im Institut vorhanden bzw. können sie angewendet werden?
- ☐ Wer zeigt mir die Techniken (MTA, Assistent)?
- ☐ Wie viel reine Experimentierzeit ist veranschlagt? Zeiten von mehr als 12 Monaten sind mit dem Studium nicht vereinbar.
- ☐ Ist der Doktorvater auch noch klinisch tätig? (Dann hat er meistens wenig Zeit.)
- ☐ Wie viele Doktoranden hat der Doktorvater bereits? Hat ein Kliniker etwa mehr als fünf Doktoranden, sollte man sehr vorsichtig sein; die Betreuung ist erfahrungsgemäß keine!
- ☐ Liegt mir dieser Doktorvater?

Sind diese Fragen zur Zufriedenheit beantwortet, sollte man nach Literatur fragen und sich erst einmal oberflächlich in das Thema einarbeiten, bevor man zusagt. Findet man dann aber immer noch Gefallen an der Arbeit, so muss man mit viel Energie, Enthusiasmus und einer hohen „Frustrationstoleranz" ans Werk gehen.

! Übrigens ist es immer ratsam, sich die jeweilige Promotionsordnung der Uni/Hochschule zu besorgen und einen Blick in gleichartige Dissertationen zu werfen.

Eine ganz andere Möglichkeit zu promovieren besteht darin, für etwa ein Jahr in einem ausländischen Labor experimentell zu arbeiten und die dort erarbeiteten Ergebnisse in Deutschland zur Promotion zu verwenden. Das ist durchaus möglich; man sollte vor Reiseantritt aber ein habilitiertes Mitglied der Hochschule über dieses Vorhaben informieren. Als Zeitraum kommt das neunte und zehnte Semester in Frage.

Meist ist die Betreuung in angloamerikanischen und anderen westlichen Laboratorien hervorragend. Man sollte sich einfach in der Bibliothek einige interessante Originalartikel besonders in Fachzeitschriften ansehen. Auf der Titelseite oder am Ende dieser Artikel ist in der Regel die Adresse der Autoren angegeben. Man schreibt die Leiter der jeweiligen Arbeitsgruppe an (meist der zuletzt genannte Autor) und fragt, ob ein zeitlich befristeter Arbeitsaufenthalt möglich sei, und schickt seinen tabellarischen Lebenslauf (Curriculum Vitae, kurz CV) mit. Es ist angebracht, solche Anfragen frühzeitig zu stellen, also mindestens ein Jahr vorher. Hat man erst einmal die Zusage aus einem guten Labor erhalten, wird man auch ein Stipendium bekommen. Nähere Angaben zu Auslandsstipendien erfragen Sie bitte beim Deutschen Akademischen Auslandsdienst (DAAD, Internet: www.daad.de).

8 Weiterbildung zum Facharzt

Die Ausbildung zum Arzt ist mit der Approbation abgeschlossen. Danach beginnt die „Weiterbildung“ im Sinne einer Erweiterung praktischer und theoretischer Kenntnisse und Fähigkeiten.

Die Weiterbildung zum Facharzt erfolgt nach bestimmten Vorschriften, die die Landesärztekammern für jedes Bundesland verbindlich festlegen.
Sie findet unter verantwortlicher Leitung eines zur Weiterbildung befugten Arztes in einer Hochschule, in einem zugelassenen Krankenhaus bzw. Institut oder bei einem zur Weiterbildung befugten niedergelassenen Arzt in der Praxis statt.

Wie dem Magazin „uni“ 2/2000 zu entnehmen war, gab es „vor zehn Jahren in der Weiterbildungsordnung der Ärztekammer Nordrhein noch 29 Gebietsbezeichnungen, 17 Teilgebiete, die heute als Schwerpunkte bezeichnet werden, 18 Zusatzbezeichnungen und keine Fachkunden. Die aktuelle Musterweiterbildungsordnung (MWBO) sieht zurzeit 41 Gebiete, 18 Schwerpunkte, 21 Fakultative Weiterbildungen, 24 Zusatzbezeichnungen und 59 Fachkunden vor. Die Gesamtzahl erwerbbarer Qualifikationen hat sich damit von 64 auf 162 fast verdreifacht und der Trend geht hin zur weiteren Ausdifferenzierung der Medizin. Diese seit Jahren zu beobachtende, zunehmende Spezialisierung nimmt ihren Anfang zunächst in der Wissensausdehnung eines Gebietes.

Die Erkenntnis, dass die Wissensmenge sich exponentiell vermehrt und damit die Halbwertszeit des erlernten Wissens immer kleiner wird, findet hier ihre direkte Auswirkung. Zunächst kommt es zu Spezialisierungen innerhalb der Gebiete. Fachgesellschaften intensivieren bestimmte Themen, Fakultäten errichten neue Lehrstühle und es entsteht Bedarf zur Anpassung der Weiterbildungsordnung. Dies geschieht zum Beispiel, indem zunächst Zusatzbezeichnungen eingeführt werden.

Je umfangreicher das Wissen innerhalb dieser Zusatzbezeichnungen wird, desto schneller wird eine erneute Anpassung erforderlich und aus der Zusatzbezeichnung wird ein Schwerpunkt. Setzt sich dieser Trend weiter fort, so wird aus dem Schwerpunkt eine Gebietsbezeichnung. Die hier beschriebene Entwicklung kann natürlich an jedem Punkt ansetzen: So hat sich das Gebiet der Phoniatrie (Erfassung und Behandlung von Stimm-, Sprech- und Sprachstörungen) und Pädaudiologie (Erfassung und Behandlung kindlicher Hörstörungen) aus einem Teilgebiet heraus entwickelt, und aus der Zusatzbezeichnung Transfusionsmedizin ist eine Gebietsbezeichnung entstanden. Durch die Aktivitäten der Fachgesellschaften wird der Spezialisierungsprozess nicht nur angestoßen, sondern auch zementiert, indem Abgrenzungen und Zugangsregelungen eingeführt werden.

Das Phänomen der immer weiter fortschreitenden Spezialisierung wird dadurch untermauert, dass in der Bundesrepublik Deutschland faktisch eine Berufstätigkeit als Arzt nur noch möglich ist, wenn eine Facharztbezeichnung erworben wird. Seit 1995 (§ 95a SGB V) ist der Erwerb einer Facharztbezeichnung Grundvoraussetzung für eine Vertragszulassung. Bei einer fast 90-prozentigen Mitgliedschaft der Bevölkerung in der gesetzlichen Krankenversicherung ist die Möglichkeit, durch eine Privatarztpraxis seinen Lebensunterhalt zu verdienen, verschwindend gering."

Aktuell gibt es folgende Gebiete der Facharztweiterbildung (ohne Schwerpunkte und fakultative Weiterbildungen):

1. Allgemeinmedizin
2. Anästhesiologie
3. Anatomie
4. Arbeitsmedizin
5. Augenheilkunde
6. Biochemie
7. Chirurgie
8. Frauenheilkunde und Geburtshilfe
9. Hals-Nasen-Ohrenheilkunde
10. Haut- und Geschlechtskrankheiten
11. Herzchirurgie
12. Humangenetik
13. Hygiene und Umweltmedizin
14. Innere Medizin
15. Kinderchirurgie
16. Kinder- und Jugendmedizin
17. Kinder- und Jugendpsychiatrie und -psychotherapie
18. Klinische Pharmakologie
19. Laboratoriumsmedizin
20. Mikrobiologie, Virologie und Infektionsepidemiologie
21. Mund-Kiefer-Gesichtschirurgie
22. Neurochirurgie
23. Neurologie
24. Neuropathologie
25. Nuklearmedizin
26. Öffentliches Gesundheitswesen
27. Orthopädie
28. Pathologie
29. Pharmakologie und Toxikologie
30. Phoniatrie und Pädaudiologie ⇨

31. Physikalische und Rehabilitative Medizin
32. Physiologie
33. Plastische Chirurgie
34. Psychiatrie und Psychotherapie
35. Psychosomatische Medizin und Psychotherapie
36. Radiologie
37. Rechtsmedizin
38. Strahlentherapie
39. Transfusionsmedizin
40. Urologie

Außerdem gibt es folgende Zusatzbezeichnungen und Fachkunden:

1. Ärztliches Qualitätsmanagement
2. Akupunktur
3. Allergologie
4. Andrologie
5. Betriebsmedizin
6. Dermatohistologie
7. Diabetologie
8. Ernährungsmedizin
9. Flugmedizin
10. Geriatrie
11. Gynäkologische Exfoliativ -Zytologie
12. Hämostaseologie
13. Handchirurgie
14. Homöopathie
15. Infektiologie
16. Intensivmedizin
17. Kinder-Endokrinologie und -Diabetologie
18. Kinder-Gastroenterologie
19. Kinder-Nephrologie
20. Kinder-Orthopädie
21. Kinder-Pneumologie
22. Kinder-Rheumatologie
23. Labordiagnostik – fachgebunden –
24. Magnetresonanztomographie – fachgebunden –
25. Manuelle Medizin/Chirotherapie
26. Medikamentöse Tumortherapie
27. Medizinische Informatik
28. Naturheilverfahren
29. Notfallmedizin
30. Orthopädische Rheumatologie
31. Palliativmedizin
32. Phlebologie
33. Physikalische Therapie und Balneologie
34. Plastische Operationen
35. Proktologie
36. Psychoanalyse
37. Psychotherapie – fachgebunden –
38. Rehabilitationswesen
39. Röntgendiagnostik – fachgebunden –
40. Schlafmedizin
41. Sozialmedizin
42. Spezielle Orthopädische Chirurgie
43. Spezielle Schmerztherapie
44. Spezielle Unfallchirurgie
45. Sportmedizin
46. Suchtmedizinische Grundversorgung
47. Tropenmedizin

Wie dem Magazin „uni" 2/2000 weiter zu entnehmen ist, „nimmt der Facharzt für Allgemeinmedizin in dieser Entwicklung des Weiterbildungsrechts eine Sonderposition ein. Obwohl auch hier die Einführung eines Facharzttitels erforderlich wurde, gilt er immer noch als „Allrounder". Gegenwärtig besteht in der Bundesrepublik ein Verhältnis von Fachärzten zu Allgemeinmedizinern von 60 zu 40 Prozent. Es ist erklärter politischer Wille, diese Relation umzukehren."

Weitere Angaben zur Weiterbildungsordnung sind unter www.baek.de abrufbar.

9 Berufsaussichten

Im Jahr 1956 gab es 73.843 berufstätige Ärzte in der Bundesrepublik, diese Zahl hat sich nach Statistiken der Bundesärztekammer bis heute mehr als verfünffacht (2006:311.230). Seit 1997 schließen jährlich von ca. 12.000 Studienanfängern knapp 9.000 Studenten das Studium ab (2005:8.870). Allerdings brechen auch etwa 25 % das Medizinstudium ab. Kein geringer Verlust, wenn man berücksichtigt, dass bereits 1998 ein Medizinstudium 211.070 Euro kostete (zum Vergleich: Rechts- und Wirtschaftswissenschaften: 20.520 Euro). Die Zahl der Medizinstudierenden insgesamt ist von 90.594 in 1993 auf 77.742 in 2005 gesunken.

Es gab einmal eine Zeit, in der die Absolventen des Medizinstudiums hart umworben wurden, offene Stellen gab es reichlich, genauso wie Arbeit. Die meisten Chefärzte waren froh und glücklich, wenn sie wieder einmal einen Assistenten bekamen. Den schon weitergebildeten Ärzten wurden von einigen Gemeinden, in denen eine ärztliche Unterversorgung herrschte, fertig eingerichtete Praxen inkl. Wohnung und Extra-Honorar angeboten, nur damit sie sich dort niederließen ...

Dann beherrschten Schlagworte wie Überversorgung, Ärzteschwemme, Zulassungsbeschränkungen, Honorarkürzungen, Umverteilung und Arbeitslosigkeit die Diskussion um die Ärzteschaft. Es war keine Seltenheit, dass ein Chefarzt 400 Bewerbungen auf Grund einer Stellenausschreibung erhielt, auf der anderen Seite Bewerber bis zu 200 Bewerbungsschreiben ohne Erfolg abschickten.
Berufsanfänger standen bis vor kurzem noch folgenden Problemen gegenüber:

- Der Altersgipfel der im Moment tätigen Ärzte liegt bei 40–50 Jahren, dieser Personenkreis bleibt noch 15–25 Jahre im Berufsleben, bevor neue Ärzte nachrücken können.
- Die Verschlechterung der wirtschaftlichen Situation veranlasst viele Ärzte, länger als zur Weiterbildung nötig im Krankenhaus zu bleiben.

- Abbau der Krankenhausbetten insgesamt: Ca. 15 % der Krankenhausbetten sollen noch abgebaut werden, dadurch wird auch die Zahl der Ärztestellen verringert.
- Besonders betroffen sind wieder die Frauen: Von den insgesamt 3.686 registrierten arbeitslosen Medizinern betrug 2007 der Anteil der Frauen 2.336, also ca. 60 %.
- Die goldenen Zeiten im ärztlichen Beruf sind vorbei, zumindest für Berufsanfänger. Die Vergütung ist teilweise reduziert, insbesondere in Kliniken von privaten Krankenhausträgern.

Andererseits zeichnet sich seit dem Jahrtausendwechsel ein gegenläufiger Trend ab: Die Zahl der Neuzugänge von Studiumabsolventen, die in die Klinik wollen, geht zurück. Demnach zeichnet sich für die ärztliche Profession ein Nachwuchsmangel und eine Überalterung ab.

Die prognostizierte Alterung der Ärzteschaft wird immer deutlicher: Der Anteil der Jungärzte (der unter 35-jährigen Ärzte) an allen berufstätigen Ärzten ist von 27,4 % im Jahre 1991 auf 16 % im Jahr 2007 gesunken. Andererseits ist das Durchschnittsalter der Vertragsärzte in Deutschland kontinuierlich von 46,56 Jahren im Jahr 1993 auf 51,35 Jahren im Jahr 2007 gestiegen.

Die Zahl der arbeitslos gemeldeten Ärzte ist seit dem Erreichen des Höhepunktes im Jahre 1997 kontinuierlich rückläufig. Ende 2007 waren rund 3.700 Ärzte arbeitslos gemeldet. Die Stellenangebote haben sich seit Januar 1999 verdoppelt. Im Deutschen Ärzteblatt erschienen im Jahr 2008 rund 29.278 Stellenanzeigen, vornehmlich für Ärzte. Daher wird das Phänomen der Arbeitslosigkeit bei Ärzten weitgehend verschwinden.

Das wichtigste Printmedium für Stellen im Gesundheitswesen ist das „Deutsche Ärzteblatt“. Aber auch in den Tageszeitungen finden sich zahlreiche Angebote. Darüber hinaus sollten Stellensuchende bei den Online-Jobbörsen und auf den Webseiten von Kliniken und von Unternehmen der Medizin- und Gesundheitstechnik recherchieren.

! Seit 1998 gibt es einmal pro Jahr den Kongress „Via medici,“ der sich speziell an (angehende) Studienabgänger richtet. Hier können Interessierte Kontakte mit potenziellen Arbeitgebern knüpfen, sich über Berufsfelder informieren oder über neue Trends Kenntnis erlangen. Die zunehmende Teilnehmerzahl spricht für den Erfolg des Unternehmens (nähere Informationen unter www.thieme.de/viamedici).

Berufstätige Ärzte nach Tätigkeitsarten (Fachgebiete) zum 31.12.2007 (Bundesgebiet gesamt)

	Anzahl absolut
Summe berufstätiger Ärzte	314.912
Ärzte ohne Gebietsbezeichnung	91.861
Allgemeinärzte	42.744
Internisten	40.980
Chirurgie	19.430
Anästhesiologie	17.891
Frauenheilkunde	15.950
Kinder- Jugendmedizin	11.788
Orthopädie	9.618
Psychiatrie	7.499
Augenheilkunde	6.631
Radiologie	6.613
HNO-Heilkunde	5.566
Haut- und Geschlechtskrankheiten	5.114
Urologie	4.950
Neurologie	3.999
Nervenheilkunde	3.892
Psychosomatische Medizin	3.874
Arbeitsmedizin	2.721
Physikalische Medizin und Rehabilitative Medizin	1.660
Mund-, Kiefer-, Gesichtschirurgie	1.357
Pathologie	1.384
Neurochirurgie	1.436
Öffentliches Gesundheitswesen	958
Alle übrigen Fachgebiete jeweils unter	1.000

davon:
137.500 niedergelassen
150.600 im Krankenhaus
ca. 9.800 in Behörden etc.
ca. 17.000 in sonstigen Bereichen (z. B. in Pharmaindustrie)

Quelle: Statistik der BÄK (Bundesärztekammer)

9.1 Berufsalternativen

Es gibt gute Möglichkeiten, sich über alternative Berufsfelder und -tätigkeiten des klassischen Arztberufs zu informieren:

Das Arbeitsamt gibt die Broschüre unimagazin heraus, das an allen Hochschulen verteilt wird. Über das Internet unter www.unimagazin.de kann man sich auch ins Archiv der Redaktion einklicken und beispielsweise Artikel zu alternativen Berufsfeldern herunterladen. In den Ausgaben 1/1999 und 2/2000 war dies ein Sonderthema.

Die Ärztekammer Berlin hat einen Online-Ratgeber mit Bewerbungstipps und einem Überblick zu alternativen Arbeitsfeldern herausgegeben: „Medizin-Studium – und was dann? – Nicht-klassische Berufswege für Mediziner" von Dr. med. Véronique Héon-Klin. Der Marburger Bund bietet ebenfalls auf seiner Website (www.marburger-bund.de) umfangreiche Informationen an – auch für Studierende z. B. über ein Auslandsstudium.

An der Medizinischen Universität Lübeck hat die Frauenbeauftragte Dr. Sabine Voigts eine sehr lesenswerte Broschüre mit dem Titel „Ärztin, Wissenschaftlerin und andere Berufe – Ein kleines Handbuch für alte und neue Berufsfelder" herausgegeben. Es ist bei der Autorin unter Telefon (04 51) 5 00-36 19/36 20, Fax (04 51) 5 00-33 85 oder E-Mail: voigts@medinf.mu-luebeck.de erhältlich. Daraus werden im Folgenden auszugsweise einige Alternativen zum „klassischen" Arztberuf genannt, falls sich darin keine Perspektive ergibt. Diese Aufzählung ist sicher nicht vollständig, zumal sich der „Markt" weiter verändert.

i Adressen und Links

Arbeitsagentur
In der Jobbörse der Bundesagentur für Arbeit können Interessierte nach Stellenangeboten recherchieren.
www.arbeitsagentur.de

BERUFENET
In der Datenbank für Ausbildungs- und Tätigkeitsbeschreibungen der Bundesagentur für Arbeit erhalten Sie mit den Suchworten „Medizin" oder „Gesundheit" ausführliche Informationen über Berufsbilder, Anforderungen und Zugangsmöglich- ⇨

keiten im Arztberuf, in Gesundheitsmanagement, Public Health oder medizinische Informatik. www.berufenet.arbeitsagentur.de

Deutsches Ärzteblatt
Auf der Webseite des Ärzteblattes finden Sie eine Stellenbörse mit sehr differenzierter Suchfunktion, ein Karriereforum und aktuelle Nachrichten und Diskussionen zum Thema Arzt, Krankenhaus und Gesundheit.

Dieselstraße 2, 50859 Köln
Tel. (0 22 34) 70 11-290
Fax (0 22 34) 70 11-444
www.aerzteblatt.de

Marburger Bund – Verband der angestellten und beamteten Ärztinnen und Ärzte Deutschlands e.V.
Der Bundesverband bietet auf seiner Webseite aktuelle Informationen zum Gesundheitswesen, spezielle Infos für Studenten und Links zu den Landesverbänden mit Tipps zu Existenzgründung und Weiterbildung an.

Reinhardtstraße 36, 10117 Berlin
Tel. (0 30) 74 68 46-0
Fax (030) 74 68 46-16
www.marburger-bund.de

Bundesärztekammer
Herbert-Lewin-Platz 1, 10623 Berlin
Tel. (0 30) 40 04 56-0
Fax (030) 40 04 56-388
E-Mail: info@baek.de
www.baek.de

Hartmannbund – Verband der Ärzte Deutschlands e.V.
Schützenstraße 6a, 10117 Berlin
Tel. (0 30) 20 62 08-0
Fax (030) 20 62 08-29
E-Mail: HB-Info@Hartmannbund.de
www.hartmannbund.de

⇨

Deutsche Krankenhausgesellschaft
Fakten zur Arbeitsmarktsituation in deutschen Kliniken
Wegelystraße 3, 10623 Berlin
www.dkgev.de

KlinikHeute
Zweiwöchiges Probelesen des Magazins möglich
www.klinikheute.de

KlinikMaganement Aktuell
Fachmagazin zu Management-Trends in den Kliniken
www.kma-online.de

Jobbörse für den Gesundheitsmarkt
www.medizinische-berufe.de

Deutsche Ärzte Finanz
Führendes Beratungsunternehmen für Fachärzte mit Expertentipps zu Niederlassung und Praxisabgabe
www.aerzte-finanz.de

9.2 Aufbaustudiengänge und Zusatzausbildungen

Es besteht auch die Möglichkeit, nach dem Studium der Medizin einen Aufbaustudiengang oder eine Zusatzausbildung durchzuführen bzw. eine Zusatzbezeichnung zu erwerben.

Studiengang Molekulare Medizin

Eine besondere Alternative zum Medizinstudium ist der 1999 ins Leben gerufene Studiengang Molekulare Medizin an der Universität Erlangen-Nürnberg (Adresse siehe Anhang, Internet: www.uni-erlangen.de). Dort sind auch weitere Informationen zu Studienumfang und -aufbau abrufbar. Der Wermutstropfen: Bereits ein Jahr nach seiner Einführung (Wintersemester 2000/2001) lag der Numerus clausus schon bei 1,0. Auf 30 Studienplätze bewarben sich 500 Interessierte. Der Studiengang dürfte also primär für naturwissenschaftlich begeisterte und das Abitur glänzend bestandene Studienbewerber interessant sein.

Aufbaustudiengänge

Public Health
Als sehr begehrt hat sich der Aufbaustudiengang Public Health erwiesen. Er geht über vier bis acht Semester und kann an den Universitäten Berlin (Technische Universität), Bielefeld, Düsseldorf, Hannover, Lüneburg und München (Ludwig-Maximilian-Universität) durchgeführt werden. Das Aufbaustudium schließt in der Regel mit einem Diplom oder Magister ab. Public Health richtet das Hauptaugenmerk auf Fragen der gesellschaftlichen Zusammenhänge von Krankheiten und deren Verhütung durch Verbesserung der Lebensbedingungen. Andere Fragen sind die nach der Verbreitung von Krankheiten (Epidemiologie), der gesundheitspolitischen, wirtschaftlichen und sozialen Einflüsse und nach den wissenschaftlichen Methoden (Biomathematik und -statistik). Einzelheiten zu Studienaufbau und -ordnung sind bei den Fachbereichen der jeweiligen Universitäten zu erfragen.

Krankenhausmanagement/Gesundheitsökonomie
Unter den Einschnitten in der Finanzierbarkeit des Gesundheitswesens bekommen Fragen nach der Wirtschaftlichkeit im Gesundheitswesen immer mehr Bedeutung.

Einen Abschluss zum Betriebswirt – Schwerpunkt Krankenhauswirtschaft –
kann man an der Verwaltungs- und Wirtschafts-Akademie,
Ludwig-Erhard-Str. 98, 65199 Wiesbaden erwerben.

Bei der Lübecker Dräger Forum GmbH,
Landwehrallee 2c, 23558 Lübeck,
Tel. (04 51) 8 82-25 42, Fax (04 51) 8 82-40 73
kann man **Krankenhausmanager** werden.

Studiengänge in Gesundheitsökonomie bieten die Universitäten
Bayreuth Zentrale Studienberatung,
Tel. (09 21) 5 55-52 43/45, E-Mail: studienberatung@uni-bayreuth.de,

das Institut für Gesundheitsökonomie der Universität Köln,
Tel. (02 21) 4 67 90, E-Mail: LauterIGM@t-online.de

und die Universität Mannheim, Koordination Weiterbildung,
Tel. (06 21) 2 92 54 44, E-Mail: kaiser@verwaltung.uni-mannheim.de an.

Motologie
Dieser Studiengang wird nur an der Philipps-Universität in Marburg angeboten und schließt mit einem Diplom ab. Das Fach basiert auf der Psychomotorik, befasst sich mit der Lehre von der Bewegung und bewegt sich zwischen Physiotherapie, Sportpädagogik und Körpererfahrungsmethoden. Es wurde für die Arbeit mit Kindern und Jugendlichen entwickelt, dann aber auch für die Erwachsenenarbeit weiterentwickelt. Wesentliches theoretisches Gerüst bildet die Lehre vom Gestaltkreis von Victor v. Weizsäcker, in dem es um die Einheit von Wahrnehmung und Bewegung geht.

Informationen gibt es bei der
Zentralen Arbeitsstelle für Studienorientierung und -beratung (ZAS)
Biegenstr. 10, 35032 Marburg,
Tel. (0 64 21) 28 60 04, Fax (0 64 21) 28 67 95.

Wirtschaftswissenschaftliche Aufbaustudiengänge
Das viersemestrige Aufbaustudium soll Absolventen befähigen, Führungspositionen in Wirtschaft und Verwaltung auszufüllen.

Medizinjournalismus
Medizinjournalisten sind eine bekannte Berufsgruppe, ohne dass es hierfür eine anerkannte Berufsbezeichnung gibt. Dementsprechend vielfältig sind die Wege, um in dieses Berufsfeld zu dringen. So gibt es die „Quereinsteiger", die ohne formale Weiterbildung schon während des Studiums Fachartikel in der Presse geschrieben haben und schließlich in einer wissenschaftlichen Redaktion landen. Andere machen ein Volontariat mit einem Verdienst in Höhe des früheren AiP-Gehalts (ca. 1.200 Euro). Schließlich ist auch ein meist viersemestriges Aufbaustudium „Journalismus" an den Universitäten Hannover, Hohenheim, Mainz, Marburg und Bamberg möglich.

i Weitere Studiengänge:

Medizin und Gesundheitsversorgung in Entwicklungsländern
Ruprechts-Karl-Universität Heidelberg
Fakultät für theoretische Medizin

⇨

Humanitäre Hilfe
Ruhr-Universität Bochum
Institut für Friedenssicherungsrecht
und Humanitäres Völkerrecht
Universitätsstraße 150, 44780 Bochum
Tel. (02 34) 7 00 73 66, Fax (02 34) 7 09 42 08)

Health Management
Mibeg-Institut
Kaiser-Wilhelm-Ring 40, 50672 Köln
Tel. (02 21) 1 36-6 62, Fax (02 21) 1 36-6 73

Medizin-Informatik
Technische Hochschule Berlin
Luxemburger Straße 10, 13353 Berlin
bzw.
einige Ärztekammern in Zusammenarbeit mit Instituten;
Adresse der jeweiligen Ärztekammer ist unter
www.marburger-bund.de zu erfahren.

Tropenmedizin
Landesinstitut für Tropenmedizin
Engelsdamm 62 – 64, 10179 Berlin,
Tel. (0 30) 27 46-0

Bernhard-Nocht-Institut für Tropenhygiene
Bernhard-Nocht-Straße 74, 20359 Hamburg
Tel. (0 40) 3 11 82-0

Institut für Tropenhygiene
Im Neuenheimer Feld 324, 69120 Heidelberg
Tel. (0 62 21) 5 62-99 05)

Post-Graduate BioBusiness
Akademie für Weiterbildung an den Universitäten
Mannheim und Heidelberg e. V.
Friedrich-Ebert-Anlage 22 – 24, 69117 Heidelberg

⇨

Zellbiologie
Medizinische Universität Lübeck
Dekanat der Technisch-Naturwissenschaftlichen Fakultät
Ratzeburger Allee 160, 23538 Lübeck

Molekularbiologie
Universität Hamburg, Studierendensekretariat
Edmund-Siemens-Allee 1, 20146 Hamburg
Tel. (0 40) 41 23-2 45 22

Umweltsicherung und Umweltmedizin
Friedrich-Schiller-Universität, Biologisch-Pharmazeutische Fakultät,
Institut für Ernährung und Umwelt
Bereich Lebensmittel- und Umwelttoxikologie
Dornburger Str. 24, 07743 Jena, Tel. (0 36 41) 3 70 81/2
oder
über den Berufsverband der Umweltmediziner
Dr. Kurt E. Müller, Scherrwiesenweg 16, 88316 Isny
Tel. (0 75 62) 5 50 51

Psychogerontologie
Friedrich-Alexander-Universität Erlangen-Nürnberg
Prof. Dr. Oswald
Nägelsbachstr. 25, 91052 Erlangen
Tel. (0 91 31) 85-65 26

European Master in Clinical Research
gilt nur für Studierende der Universitäten Basel, Freiburg und Straßburg;
pro Jahr werden an jeder der drei Universitäten vier Kandidaten zugelassen;

Prof. Dr. Rainer Gregor, Physiologisches Institut der Universität Freiburg,
Hermann-Herder-Str. 7, 79104 Freiburg
oder
Prof. Dr. Hansjörg Just, Medizinische Universitätsklinik,
Abteilung Innere Medizin III
– Kardiologie –
Hugstetter Str. 55, 79106 Freiburg

Zusatzausbildungen

Naturheilverfahren
Immer mehr Patienten wenden sich an einen Heilpraktiker. Da liegt es nahe, dass Ärzte sich ebenfalls in dieser Richtung qualifizieren, um ein alternatives Angebot zur Schulmedizin anzubieten. In vier anerkannten Weiterbildungskursen kann der Arzt das nötige Rüstzeug für die Zusatzbezeichnung erwerben. Anschließend muss noch eine dreimonatige Weiterbildung bei einem ermächtigten Arzt abgeleistet werden.

Informationen gibt es beim
Zentralverband der Ärzte für Naturheilverfahren,
Bismarckstr. 3, 72250 Freudenstadt,
Tel. (0 74 41) 21 51

beim Bundesverband Deutscher Ärzte für Naturheilverfahren e. V.,
Geschäftsstelle, Sophienstr. 2, 80333 München,
Tel. (0 89) 3 94 30 61.

Die Karl und Veronica Carstens-Stiftung Förderverein Natur und Medizin, Am Michaelishof 6, 53177 Bonn, Tel. (02 28) 35 25 03, unterstützt finanziell studentische Initiativen zur Etablierung von Lehrveran-staltungen zur Homöopathie und Naturheilverfahren.

Psychoanalyse und Psychotherapie
Jeder Arzt kann nach einer zweijährigen Berufserfahrung die Weiterbildung zum Psychoanalytiker anschließen. Dabei dauert die psychoanalytische Weiterbildung mindestens fünf Jahre, die psychotherapeutische etwa drei Jahre. Informationen sind erhältlich bei den Instituten für Psychotherapie und Psychoanalyse, die es in den meisten Universitätsstädten gibt.

Sportmedizin
Mit der Teilnahme an durch die Ärztekammern anerkannten Einführungskursen in Theorie und Praxis der Leibesübungen und sportmedizinischen Kursen sowie einer zwölfmonatigen sportärztlichen Tätigkeit in einem Sportverein oder Sportbund oder einer zwölfmonatigen Weiterbildung in einem sportmedizinischen Institut kann man die Zusatzbezeichnung erwerben.

9.3 Arbeit in einer Behörde oder einem Verband des Gesundheitswesens

Bundesbehörden

Erster Ansprechpartner ist das Bundesministerium für Gesundheit, Soziales und Familien, Pressereferat.

Die Adressen der Bundesbehörden im Einzelnen sind:

Robert-Koch-Institut
Nordufer 20, 13353 Berlin
Tel. (0 30) 45 47-4, Fax (0 30) 45 47-23 28

Bundesinstitut für Arzneimittel und Medizinprodukte
Seestr. 10–11, 13353 Berlin
Tel. (0 30) 45 02-0, Fax (0 30) 45 02-12 07

Bundesinstitut für gesundheitlichen Verbraucherschutz und Veterinärmedizin
Thielallee 88–92, 14195 Berlin
Tel. (0 30) 83 08-0, Fax (0 30) 83 08-27 41

Bundesanstalt für Arbeitsmedizin
Nöldnerstr. 40/41, 10317 Berlin
Tel. (0 30) 55 13 80

Weitere Behörden sind die Bundeswehr und die Medizinischen Dienste der Sozialversicherungsträger (gesetzliche Krankenversicherung, Rentenversicherung und Unfallversicherung).

Gesundheitsamt

Mit dem Gesundheitsamt wird meist als Tätigkeit das Ausstellen eines Gesundheitszeugnisses, Reihenuntersuchungen für bestimmte Bevölkerungsgruppen oder die Reihenschutzimpfung verbunden (Letztere wird heute meist von den niedergelassenen Ärzten durchgeführt).

Dabei ist das Tätigkeitsfeld durchaus vielseitig: Neben dem klassischen amts- und vertrauensärztlichen Dienst gehören der kinder- und jugendmedizinische Dienst, der sozialmedizinische Dienst, das Sachgebiet Hygiene und Umweltmedizin und häufig der sozialpsychiatrische Dienst dazu. Zu den Aufgaben zählen Beratung in verschiedenen Zusammenhängen, die Seuchenbekämpfung, Screeninguntersuchungen, hygienische Kontrollen von Schwimmbädern, Krankenhäusern usw., Beratung und Betreuung von chronisch Kranken und Behinderten, Gesundheitsaufsicht, Gesundheitsberichterstattung in der Region und vieles mehr.

Da auch der Amtsschimmel aus den öffentlichen Einrichtungen allmählich verschwindet, bietet der Öffentliche Gesundheitsdienst durchaus ein vielseitiges und interessantes Betätigungsfeld. Ihm kommt als dritte Säule des Gesundheitswesens in Zeiten der Kostenexplosion der Gesundheitsversorgung eine zunehmendere Bedeutung zu. Einstellungsvoraussetzungen sind in der Regel eine abgeschlossene Promotion, eine zweijährige klinische Erfahrung, teilweise eine Fachgebietsbezeichnung und ein absolvierter Amtsarztlehrgang. Während der Tätigkeit im Gesundheitsamt kann die Weiterbildung zum „Arzt für Öffentliches Gesundheitswesen" absolviert werden.

Pro familia

Der 1952 gegründete Verband mit etwa 140 Beratungsstellen in Deutschland berät bei allen Fragen der Familienplanung einschließlich sämtlicher medizinischer und psychosozialer Aspekte. Pro familia stellt grundsätzlich nur Ärztinnen ein.

PRO FAMILIA, Bundesverband,
Cronstettenstr. 30, 60332 Frankfurt/M.,
Tel. (0 69) 55 09 01, Fax (0 69) 55 27 01

9.4 Die Pharmaindustrie

In dieser Branche sind etwa 2.000 Ärzte tätig. Hier liegt der Schwerpunkt auf der Forschung und Entwicklung von pharmazeutischen Produkten (meist Medikamente) und dem Management, der Information und dem Service zu den Produkten.

Ausführliche Informationen sind in der Broschüre „Arzt in der pharmazeutischen Industrie" enthalten, die angefordert werden kann bei der Medizinisch-Pharmazeutischen Studiengesellschaft e. V. (MPS), Dreizehnmorgenweg 44, 53175 Bonn,
Tel. (02 28) 8 19 99-0, Fax (02 28) 8 19 99-99.

An der Pharma Management Akademie wird eine **sechsmonatige Weiterbildung zum Bereichsassistenten Marketing** angeboten.
Pharma Management Akademie
Schottweg 9, 22087 Hamburg
Tel. (0 40) 22 71 98 50)

9.5 Arzt im Ausland

World Health Organization (WHO)

Die wichtigste internationale Organisation im Gesundheitswesen ist die World Health Organization (WHO), die 1948 gegründet worden ist und ca. 4.600 Mitarbeiter beschäftigt. Für Mediziner gilt als Voraussetzung für die Einstellung nach dem abgeschlossenen Medizinstudium die Weiterbildung in Public Health (siehe oben) sowie die Beherrschung von Englisch und/oder Französisch in Wort und Schrift. Das Aufgabenfeld umfasst die Arzneimittelforschung, Gesundheitsstatistik, Gesundheitserziehung, Rauschgift- und Drogenkontrolle, Seuchenbekämpfung, biologische Standardisierung und Kontrolle von Arzneimitteln, Gesetzgebung auf dem Gebiet des Gesundheitswesens, Beratung, Einrichtung und Weiterentwicklung staatlicher Gesundheitsdienste und Ausbildung von Personal in Entwicklungsländern sowie AIDS.

Informationen sind erhältlich bei:

Deutsche Gesellschaft für die Vereinten Nationen (DGVN)
Poppelsdorfer Allee 55, 5315 Bonn
Tel. (02 28) 21 36 46, Fax (02 28) 21 74 92

Bewerbungen können an folgende Adresse geschickt werden:

World Health Organization (WHO),
Organisation Mondiale de al Santé (OMS), Adminstrateur du Personnel
20 avenue, Appia, CH-1211 Génève 27
Tel. + 41 22 79 12 11 1, Fax + 41 22 79 10 74 6
E-Mail: erecruit@who.int, Internet: www.who.int

USA

Eine Beschäftigungsaufnahme in Amerika erfreut sich besonderer Beliebtheit. Jedoch sind die deutsche Approbation bzw. ein deutscher Facharzttitel nicht anerkannt. Um dort in ein Weiterbildungsprogramm, nämlich in die sogenannte „Residency", aufgenommen zu werden, müssen die USMLE-Prüfungen, der TOEFL und der Clinical Skills Assessment Test absolviert werden. Diese Examina kosten Zeit, Geld und Nerven.

Europa/Europäische Union (EU)

Wer diese Hürden umschiffen will, dem kann die Richtlinie 93/16 EWG des Rats zur Erleichterung der Freizügigkeit für Ärzte und gegenseitiger Anerkennung ihrer Diplome, Prüfungszeugnisse und sonstigen Befähigungsnachweise nützen. Die in der Richtlinie aufgeführten ausländischen Diplome sind genauso rechtskräftig wie die inländischen, sodass die Möglichkeit der Berufsausübung in jedem Mitgliedsland der Europäischen Union möglich wird.

Die Europäische Union (EU) hat vier Forschungsanstalten: Ispra (Italien), Karlsruhe (Deutschland), Petten (Niederlande) und Geel (Belgien). Schwerpunkte der Forschungsarbeiten, an denen Mediziner beteiligt werden, sind auf dem Gebiet der Kernenergie, des Umweltschutzes, der Werkstoffforschung, der Sicherheitstechnologie, der Informationstechnologie und der Fernerkundung. Voraussetzung für die Mitarbeit ist neben der Muttersprache das Beherrschen mindestens einer der EU-Amtssprachen.

i Bewerbungen sind möglich bei:

Kommission der Europäischen Union
Sekretariat des Auswahlausschusses Forschung, SDME R2/54
Rue Montoyer 75, B-1040 Brüssel
Tel. + 32 22 35 66 0, Fax + 32 22 36 30 25
oder
Generaldirektion XII (Wissenschaft, Forschung und Entwicklung)
Kommission der Europäischen Union
Rue de la Loi 200, B-1040 Brüssel

Während des Studiums bieten Austauschprogramme der Europäischen Union, z. B. European Community Course Credit Transfer System (ECTS) im Rahmen des Erasmus-Programms vor allem für Mediziner die Möglichkeit zu Forschungsaufenthalten.

Deutscher Akademischer Austauschdienst (DAAD),
Kennedyallee 50, 53175 Bonn,
Tel. (02 28) 88 20-0

Großbritannien

Im Januar 2007 waren in Großbritannien ca. 4.200 Mediziner registriert. Der Aufenthalt lockt hier insbesondere durch die hohe Praxisbezogenheit und dies auch schon zu Famulaturen oder im Praktischen Jahr. Bewerbung für die „Elective Period“ möglichst ein Jahr im Voraus.

Eine erste Phase ist das „Preregistration Year“. In der Tätigkeit als „Junior House Officer“ wird man sechs Monate in der Chirurgie und sechs Monate in der Inneren Medizin eingesetzt. In der Weiterbildung folgt das Basic Specialist Training über zwei bis drei Jahre als „Senior House Officer“. Danach wird die Prüfung (Membership Examination) abgelegt und die Bewerbung für das Higher Specialist Training eingereicht. Die Registrierung erfolgt beim General Medical Council.

Erstmals im Jahr 2000 ist der Wettbewerb um diese Stellen durch die Konkurrenz aus den Commonwealth-Staaten deutlich größer geworden.

Ganz anders die Situation für Consultants, also Chefarztstellen. Da die wachsende Nachfrage durch britische Ärzte allein nicht gedeckt werden kann, werden verstärkt qualifizierte Bewerber aus dem Ausland gesucht.

Frankreich

Für deutsche Fachärzte gibt es gute Arbeitsmöglichkeiten in Frankreich, insbesondere für Anästhesisten. Fachärzte aus Deutschland erhalten zunächst den Status eines „Practicien hospitalier à titre provisoire“. Bei einem unbefristeten Arbeitsverhältnis müssen sie binnen zwei Jahren den „Concours National des Practiciens Hospitaliers (CNPH)“ absolvieren. Sprachkurse werden vom Krankenhaus angeboten.

Schweiz

Das deutsche Staatsexamen in Medizin ist dem Schweizer Ärztediplom zur Ausübung des ärztlichen Berufs gleichwertig. Die Aufenthalts- und Arbeitserlaubnis wird in der Regel für ein Jahr erteilt. Am 21. Mai 2000 stimmten die Schweizer mit klarer Mehrheit für Verträge mit der Europäischen Union, die mehr Freizügigkeit im Personenverkehr und in den ersten fünf Jahren die Aufenthalts- und Arbeitsbedingungen für EU-Bürger in der Schweiz verbessern sollen. Die Bevorzugung von einheimischen Arbeitskräften wird nach zwei Jahren abgeschafft. Die Verdienstmöglichkeiten sind in der Schweiz recht gut, allerdings sind auch die Lebenshaltungskosten höher und die wöchentliche Arbeitszeit länger.

Österreich

Hier sind die Berufsaussichten auf Grund des Ärzteüberschusses nicht gerade günstig: Jährlich kommen ungefähr auf 600 Stellen 1.600 Ärzte, auf 150 entsprechende Stellen 300 Fachärzte; die Wartezeit auf eine Facharztstelle beträgt schon zwei bis drei Jahre.

Skandinavien

Die skandinavischen Länder haben sich in den vergangenen Jahren als interessante Alternative für deutsche Ärzte entwickelt. Chronischer Ärztemangel in Norwegen und ein zunehmend problematischer Arbeitsmarkt für Ärzte in

Deutschland führten im Herbst 1997 zur Unterzeichnung eines Vertrags, der die Rekrutierung deutscher Ärzte für norwegische Krankenhäuser in größerem Umfang ermöglichte.

Gemeinsam mit ihrem norwegischen Partner, dem Medical Placement Project (MPP), organisiert die Zentralstelle für Arbeitsvermittlung regelmäßig Informationsveranstaltungen. Durch den Kontakt zu norwegischen Krankenhausdirektoren kann man sich über die dortigen Arbeitsmöglichkeiten und -bedingungen informieren.

Wer sich für diese Alternative interessiert, muss zuvor einen von der Zentralstelle für Arbeitsvermittlung (ZAV) organisierten dreimonatigen Sprach- und Kulturkurs absolvieren. Gesucht werden vor allem Fachärzte aus den Gebieten Gynäkologie, Pädiatrie, Anästhesie und Orthopädie, aber auch in anderen Fachgebieten. Als sogenannte Gemeindeärzte (Commune Leger) können sich junge Ärzte mit ein bis zwei Jahren praktischer Berufserfahrung bewerben. Sogar Ärzte im Praktikum sind an norwegischen Krankenhäusern willkommen.

Informationen hierüber (einschließlich der Anschriften von Krankenhäusern) enthält eine Spezial-Norwegen-Info der Marburger-Bund-Auslandsabteilung, Riehler Str. 6, 50668 Köln, Tel. (02 21) 97 31 68-0, Fax (02 21) 97 31 67-8, E-Mail: bundesverband@marburger-bund.de.

Neben Norwegen sucht jetzt auch Schweden Mediziner aus Deutschland. Vor allen Dingen werden Fachärzte für Allgemeinmedizin, Anästhesie und Radiologie gesucht. Sprachkurse werden vor Ort angeboten.

Entwicklungsdienst

Voraussetzungen für eine Tätigkeit in einem Land der dritten Welt sind in der Regel zwei bis drei Jahre Berufserfahrung. Meist gefragt sind anwendungsbezogene Fächer wie Chirurgie, Frauenheilkunde, Kinderheilkunde und Innere Medizin/Tropenmedizin. Neben der Krankenversorgung fallen auch Tätigkeiten in der Prävention und Ausbildung an.

Wichtigster Ansprechpartner ist der
Deutsche Enwicklungsdienst GmbH (ded),
Kladower Damm 299, 14089 Berlin,
Tel. (0 30) 3 65 09-0, Fax (0 30) 3 65 09-2 71,
Internet: www.ded.de.

Zahnmedizin

1 Allgemeines

Die Ausbildung zum Zahnarzt ist in der Approbationsordnung für Zahnärzte geregelt. Die zahnärztliche Ausbildung soll folgendem Zweck dienen:

- der Vermittlung der grundlegenden medizinischen und methodologischen Kenntnisse,
- der Vermittlung der Fertigkeiten und
- der Entwicklung der geistigen und psychischen Grundlagen, derer es bedarf, um in Prävention, Früherkennung, Diagnostik und Therapie und Rehabilitation von Gesundheitsstörungen im Bereich der Zähne, des Munds und der Kiefer eigenverantwortlich und selbstständig nach den Regeln der zahnärztlichen Kunst auf der Grundlage gesicherter wissenschaftlicher Erkenntnisse tätig zu sein.

2 Aufbau des Studiums

Das Studium der Zahnmedizin umfasst mindestens zehn Semester, fünf Semester vorklinische und fünf Semester klinische Ausbildung.

2 1/2 Jahre	Vorklinisches Studium Teil 1: Naturwissenschaftliche Vorprüfung	2 Semester
	Vorklinisches Studium Teil 2: Zahnärztliche Vorprüfung	3 Semester
2 1/2 Jahre	Klinisches Studium: Zahnärztliche Prüfung	5 Semester

Es gibt einige wichtige Unterschiede zum Studium der Humanmedizin. Die Studentenzahlen sind überschaubar, in der Regel kennt jeder jeden. Alle Prüfungen sind mündliche Prüfungen. Es empfiehlt sich, in die einzelnen Vorlesungen zu gehen, da die Prüfer Wert darauf legen, dass die Studenten ihre Vorlesungen gehört haben, zudem wird oftmals Vorlesungsstoff geprüft. Das „Blaumachen" ist sehr schwierig, ein Fehlen, besonders ein längeres, fällt immer auf. Auf Grund der geringen Studentenzahlen bildet sich relativ schnell ein Semestergefüge, in das der Einzelne gut integriert wird.

Die meiste Zeit beanspruchen die Praktika. Ihr regelmäßiger Besuch ist schon deshalb unabdingbar, um die Leistungsnachweise, die „Scheine“, zu erwerben. Für die Vorlesungen gibt es keine Leistungskontrollen. Allerdings empfiehlt sich ihr Besuch, da teilweise Anwesenheitspflicht besteht und der Stoff begleitend zu den Praktika behandelt wird.

2.1 Vorklinisches Studium

Dieser Studienabschnitt wird durch die „Naturwissenschaftliche Vorprüfung“ unterteilt. Für die Meldung zur Naturwissenschaftlichen Vorprüfung müssen folgende Nachweise über den Besuch von Vorlesungen und Praktika vorgelegt werden:

1. Vorlesung Physik 2 Semester
2. Vorlesung Chemie 2 Semester
3. Vorlesung Zoologie/Biologie 1 Semester
4. Physikalisches Praktikum
5. Chemisches Praktikum

Die Praktika in Chemie und Physik laufen entweder parallel zu denen der Humanmediziner oder werden miteinander absolviert. Die Inhalte der Praktika entsprechen der Beschreibung bei der Humanmedizin.

Bei der Meldung zur zahnärztlichen Vorprüfung (Physikum) sind folgende Nachweise erforderlich:

Über gehörte Vorlesungen in
1. Histologie 1 Semester
2. Entwicklungsgeschichte 1 Semester
3. Physiologie 2 Semester
4. Biochemie 2 Semester
5. Werkstoffkunde 2 Semester
6. Anatomie 3 Semester

und über folgende Praktische Übungen:
1. Praktikum der Physiologie
2. Praktikum der Biochemie
3. Anatomische Präparierübungen
4. Mikroskopisch-anatomischer Kurs

5. Kursus der technischen Propädeutik
6. Phantomkurs I
7. Phantomkurs II in der vorlesungsfreien Zeit.

Zusätzlich muss ein Nachweis über das kleine Latinum oder über die Teilnahme an einem Kurs der „Terminologie" vorgelegt werden.

Praktika und Kurse

Mikroskopisch-anatomischer Kurs (Histologie) und die anatomischen Präparierübungen
Die Kurse sind ähnlich aufgebaut wie die der Humanmedizin, es wird jedoch auf den Kopfbereich und die Zahnentwicklung besonders eingegangen. Dazu werden an einigen Hochschulen gemeinsame Veranstaltungen mit Humanmedizinern angeboten, andere Hochschulen bieten in diesen Fächern spezielle Kurse nur für Zahnmediziner an. Wichtige Themenkomplexe sind: Knöcherner Schädel, Gehirn, seitliches Gesicht (oberflächlich und Mund mit Nasenhöhlen, Larynx und Pharynx), Brust, Bauch und Becken.

Physiologie und Biochemiepraktikum
In der Regel der gleiche Aufbau und Ablauf wie im Humanmedizinstudium.

Kursus der technischen Propädeutik
Er dient dem Kennenlernen und Verarbeiten von Werkstoffen und dem Erlernen des Umgangs mit Geräten, die in der Zahntechnik gebräuchlich sind. Es werden zahntechnische Arbeiten erstellt, z. B. Vollgusskronen, kleine Biegeübungen mit Drahtmaterial, Wachszahnschnitzen, Bruchreparatur etc. In diesem Kurs, der von erfahrenen Assistenten gehalten wird, kann der Studierende überprüfen, ob er die erforderlichen handwerklichen Fähigkeiten besitzt. Der Kurs findet immer im ersten Semester statt.

Phantomkurs I und II
In beiden Kursen werden von den Studierenden zahntechnische Arbeiten ausgeführt, z. B. Kronen- und Brückenarbeiten, Teil- und Vollprothesen, Klammern für Teilprothetik usw. Die Kurse bauen aufeinander auf, die Teilnahme am Phantomkurs II ist nur mit Scheinnachweis, d. h. Bestehen des vorangegangenen Kurses, möglich. Die Arbeiten werden von den Kursassistenten beaufsichtigt und testiert. Meistens darf nur während der angegebenen Kurszeiten im Labor gearbeitet werden, einige Hochschulen sehen das nicht ganz so eng. Da die Zeit in der Regel nicht ausreicht, ist dies ein wichtiger Punkt.

Beispiele für Vorlesungspläne der ersten drei Semester (angelehnt an das Vorlesungsverzeichnis der Medizinischen Hochschule Hannover – Änderungen je nach Universität und Semester möglich)

1. Vorklinisches Semester Zahnmedizin

<table>
<tr><th>Zeit</th><th>Montag</th><th>Dienstag</th><th>Mittwoch</th><th>Donnerstag</th><th>Freitag</th></tr>
<tr><td>8 – 9</td><td></td><td></td><td></td><td></td><td rowspan="4">Kursus der Technischen Propädeutik</td></tr>
<tr><td>9 – 10</td><td></td><td>Werkstoff-kunde</td><td>Werkstoff-kunde</td><td>Werkstoff-kunde Hörsaal O</td></tr>
<tr><td>10 – 11</td><td></td><td>Werkstoff-kunde</td><td>Werkstoff-kunde</td><td></td></tr>
<tr><td>11 – 11.45</td><td></td><td></td><td></td><td></td></tr>
<tr><td>12.15 – 13.00</td><td></td><td></td><td></td><td></td><td></td></tr>
<tr><td>13.15 – 17</td><td colspan="4">Kursus der Technischen Propädeutik (TPK) am 16.10.06 13 Uhr ct Hörsaal P
sonst 12.45-17.00Urh</td><td></td></tr>
<tr><td>18 – 19</td><td></td><td></td><td></td><td></td><td></td></tr>
<tr><td>19 – ?</td><td></td><td>Immatrikulations-feier des Studentenwerks vor Hörsaal F</td><td></td><td></td><td></td></tr>
</table>

2. Vorklinisches Semester Zahnmedizin

<table>
<tr><th>Zeit</th><th>Montag</th><th>Dienstag</th><th>Mittwoch</th><th>Donnerstag</th><th>Freitag</th></tr>
<tr><td>8 – 9</td><td>Embryologie</td><td></td><td></td><td></td><td></td></tr>
<tr><td>9 – 10</td><td>Biochemie</td><td>Physiologie I</td><td>Physiologie I</td><td>Biochemie</td><td>Biochemie</td></tr>
<tr><td>10 – 11</td><td></td><td></td><td>Anatomie</td><td>Anatomie</td><td></td></tr>
<tr><td>11 – 12</td><td></td><td></td><td colspan="2" rowspan="7">12.00 – 16.00 Uhr
Amatomischer Präparierkurs</td><td></td></tr>
<tr><td>12 – 13</td><td></td><td></td><td></td></tr>
<tr><td>14 – 15</td><td></td><td></td><td></td></tr>
<tr><td>15 – 16</td><td></td><td></td><td></td></tr>
<tr><td>16 – 17</td><td></td><td></td><td></td></tr>
<tr><td>17 – 18</td><td></td><td></td><td></td></tr>
</table>

jeweils 1. Woche 16.10 – 20.10.2006 (1. Tertial 1. Woche)

Weitere Beispiellehrpläne finden sich auf den Webseiten der Medizinischen Hochschule Hannover unter http://vlv.mh-hannover.de/6166.html.

2.2 Klinisches Studium

Nach dem erfolgreichen Ablegen der zahnärztlichen Vorprüfung tritt der Studierende in den klinischen Teil der Ausbildung ein. Hier erwartet ihn der erste Patient, den er unter Aufsicht und Anleitung eines Assistenten selbst betreut. Darüber hinaus sind in diesem Abschnitt eine Vielzahl von Veranstaltungen zu besuchen: Da die Prüfungen mündlich abgehalten werden, ist es anzuraten, den überwiegenden Teil der Vorlesungen auch zu hören. Auf Grund dieser Sachlage verbringt man häufig den ganzen Tag in der Universität.

Bei der Meldung zur Zahnärztlichen Prüfung sind folgende Nachweise erforderlich:
- Einführung in die Zahnheilkunde
- Allgemeine Pathologie
- Spezielle Pathologie
- Allgemeine Chirurgie
- Hals-, Nasen-, Ohrenkrankheiten
- Hygiene einschließlich Gesundheitsfürsorge
- Medizinische Mikrobiologie mit praktischen Übungen
- Einführung in die Kieferorthopädie
- Berufskunde und Geschichte der Medizin
- Pharmakologie einschließlich Rezeptierkurs
- Innere Medizin
- Zahn-, Mund- und Kieferkrankheiten
- Zahnerhaltungskunde
- Zahnersatzkunde
- Kieferorthopädie

Folgende Praktika, Kurse:
- Klinik und Poliklinik der ZMK-Krankheiten
- Chirurgische Poliklinik
- Hautklinik (Dermatologie)
- Kurs und Poliklinik Zahnerhaltungskunde
- Kurs und Poliklinik Zahnersatzkunde

- Patho-histologischer Kurs
- Klinisch-chemische und physikalische Untersuchungsmethoden
- Röntgenkursus
- Phantomkurs der Zahnerhaltungskunde
- Kieferorthopädische Technik
- Operationskurs
- Kieferorthopädische Behandlung

Praktika und Kurse

Klinik und Poliklinik der Zahn-, Mund-, Kieferkrankheiten
Studenten aller klinischen Semester nehmen an diesen Veranstaltungen teil, Studierende im sechsten Semester „auscultando“, im achten Semester „practicando“. Jeweils ein Student aus dem achten oder zehnten Semester stellt einen Patienten vor, d. h. Anamneseerhebung, Untersuchung so weit möglich, Diagnose, Therapievorschläge etc. Die Studenten der unteren klinischen Semester sind praktisch nur Zuhörer.

Chirurgische Poliklinik
An einigen Hochschulen beschränkt sich dieser Teil der Ausbildung auf eine ein- bis zweistündige Vorlesung. Normalerweise sollte sich an die Vorlesung eine Hospitation in der Poliklinik anschließen, bei der die Studierenden die Grundlagen der einfachen chirurgischen Versorgung kennen lernen sollen.

Hautklinik
In der Dermatologie werden an den meisten Hochschulen/Universitäten Vorlesungen gehalten, in denen Patienten vorgestellt werden. Ihre dermatologischen Krankheitsbilder werden anschließend eingehend besprochen.

Kurs und Poliklinik Zahnerhaltungskunde (KONS) I und II
Die KONS-Kurse I und II sind Patientenkurse, in denen die Studenten selbstständig Patienten „zahnerhaltend“ versorgen, z. B. mit einer Füllungstherapie oder einer endodontischen Behandlung. Zum Kursumfang gehören auch eine Kinderbehandlung und Parodontalvorbehandlungen. Zwei Studenten arbeiten jeweils zusammen, wobei ein Student behandelt, der andere assistiert.

Kurs und Poliklinik Zahnersatzkunde
In den Prothetikkursen versorgen die Studenten die Patienten mit selbst erstelltem Zahnersatz. Es werden Teil- und Vollprothesen, Kronen und Brücken im Labor hergestellt, vorhandener Zahnersatz wird repariert. Zur Aufgabe der Studenten

gehört bei diesen Kursen auch die Aufstellung eines Behandlungsplans für den einzelnen Patienten.

Patho-histologischer Kurs
Es werden vorgefertigte pathologische Präparate unter dem Mikroskop betrachtet, die krankhaften Veränderungen müssen erkannt werden. Der Kurs wird in der Regel durch eine Klausur abgeschlossen, in der ebenfalls Präparate unter dem Mikroskop erkannt werden müssen; zusätzlich werden meist noch einige Multiple-Choice-Fragen gestellt.

Klinisch-chemische und physikalische Untersuchungsmethoden
Dieses Praktikum ist ähnlich aufgebaut wie der Kurs Klinische Chemie, Hämatologie bei den Humanmedizinern.

Röntgenkursus
Mit den theoretischen Grundlagen aus der Vorlesung fertigen die Studenten unter Aufsicht selbst Röntgenaufnahmen von Patienten an. Die Kenntnis der Geräte und ihre Handhabung sowie Röntgenmethode und Strahlenschutzmaßnahmen werden größtenteils vorausgesetzt. Um einen möglichst großen Nutzen aus dem Kurs zu ziehen, sollte man sich vorher aus Lehrbüchern über die einzelnen Geräte informieren.

Phantomkurs der Zahnerhaltungskunde
An einem Phantomkopf, der mit auswechselbaren Kunststoffzähnen bestückt ist, werden Behandlungsmaßnahmen geübt, wie sie später am Patienten durchgeführt werden. Diese sind: Präparation der Zähne für Amalgam-, Kunststoff- und Gussfüllungen sowie die Füllung mit dem jeweiligen Material bzw. Herstellen der „Inlays". Für endodontische Behandlungsmaßnahmen werden extrahierte echte Zähne verwendet. Der Kurs findet üblicherweise halbtags im sechsten Semester statt und wird mit einem Testat über Grundlagen der Zahnerhaltungskunde abgeschlossen.

Kursus der kieferorthopädischen Technik
Dieser Kursus beinhaltet das Erlernen der Abdrucktechnik und Modellherstellung, die Herstellung und das Biegen von Drahtelementen für kieferorthopädische Apparate. In der Regel findet dieser Kurs im siebten Semester statt.

Operationskurs I und II
In diesen beiden Kursen lernen die Studenten kleinere oralchirurgische Eingriffe, wie sie in der täglichen Praxis vorkommen, z. B. das operative Entfernen von Zähnen, Wurzelspitzenresektionen usw.

Kieferorthopädische Behandlung I und II
Neben der Diagnosestellung und Auswertung des kieferorthopädischen Befunds der Patienten führen die Studenten unter Anleitung eines Assistenten die Behandlung selbstständig durch. Dabei werden die benötigten kieferorthopädischen Apparaturen von den Studenten im Labor selbst erstellt.

3 Prüfungen

Wie schon ausgeführt, sind alle Prüfungen in der Zahnmedizin mündliche oder mündlich-praktische Prüfungen. Für alle, denen dieser Prüfungsstil liegt, ist das ein großer Vorteil; für die anderen ist es natürlich von Nachteil. Bei den Zahnmedizinern herrscht noch die „Ordinarienherrlichkeit" mit all ihren negativen Seiten wie Abhängigkeit von Sympathie und Antipathie. Solche Prüfungen sind sicher nicht objektiv zu nennen. Am sinnvollsten erscheint ein gemischtes Prüfungssystem aus schriftlichen und mündlich-praktischen Anteilen, aber eine Novelle der zahnärztlichen Ausbildung ist derzeit nicht in der Diskussion.

Wie in der Humanmedizin gibt es auch hier Landesprüfungsämter. In der Zahnmedizin setzen sie jedoch nur den örtlichen Prüfungsausschuss ein. Beim Vorsitzenden dieser Prüfungskommission müssen die Zulassungsanträge für die einzelnen Prüfungen eingereicht werden.

Allen Prüfungen ist gemeinsam, dass das Abiturzeugnis (Original), ein Staatsangehörigkeitsnachweis und eine Geburtsurkunde vorgelegt werden müssen.

Es gilt folgendes Notenschema:

„sehr gut"	= 1
„gut"	= 2
„befriedigend"	= 3
„mangelhaft"	= 4
„nicht genügend"	= 5
„schlecht"	= 6

Die Prüfungen sind grundsätzlich Gruppenprüfungen mit drei bis vier Kandidaten. Meist können sich die Studierenden ihre eigene Gruppe bilden.

3.1 Die Naturwissenschaftliche Vorprüfung (Vorphysikum)

Sie kann nach zwei Semestern abgelegt werden. In der Regel findet sie in der Zeit vom 10. Februar bis 30. April und vom 10. Juli bis 30. Oktober, also jeweils in den Semesterferien, statt. Der Antrag auf Zulassung muss bis zum 25. Januar oder bis zum 25. Juni beim Vorsitzenden der Prüfungskommission eingereicht werden.

Folgende Fächer werden geprüft:
I. Physik
II. Chemie
III. Zoologie oder Biologie

Die Prüfung ist öffentlich für Studierende und Lehrende der Zahnmedizin und für Zahnärzte. Sie soll in der Regel an drei aufeinanderfolgenden Werktagen durchgeführt werden.
Die Prüfung ist nicht bestanden, wenn das Urteil
- in einem Fach „schlecht“ oder
- in zwei Fächern „mangelhaft“ oder „nicht genügend“ lautet.

Die Prüfung muss in allen Fächern wiederholt werden. Ist die Leistung in einem Fach mit „nicht genügend“ beurteilt worden, so muss die Prüfung in diesem Fach wiederholt werden. Über das Ergebnis der Prüfung erhalten die Studierenden ein Zeugnis.

3.2 Die Zahnärztliche Vorprüfung (Physikum)

Es gelten dieselben Anmelde- und Prüfungstermine wie bei der naturwissenschaftlichen Vorprüfung.

Die Prüfung umfasst folgende Fächer:
I. Anatomie
II. Physiologie
III. Physiologische Chemie
IV. Zahnerhaltungskunde.

Sie soll an zehn aufeinanderfolgenden Werktagen stattfinden und zwar so, dass auf die Prüfung in Anatomie, Physiologie und Physiologische Chemie je ein Tag und auf die Prüfung der Zahnerhaltungskunde sieben Tage entfallen.

Die einzelnen Prüfungsinhalte

Anatomie

In der anatomischen Prüfung hat der Studierende

- die in einer der Haupthöhlen des Körpers befindlichen Teile nach Form, Lage und Verbindung (Situs) zu erläutern, ein ihm vorgelegtes anatomisches Präparat von Kopf oder Hals zu erläutern und im Anschluss daran in einer mündlichen Prüfung gründliche Kenntnisse in der Anatomie nachzuweisen, wobei die funktionelle Anatomie des gesamten Kauapparats eingehend zu berücksichtigen ist;
- zwei mikroskopisch-anatomische Präparate, darunter eines aus dem Gebiet der Zähne und der Mundhöhle, zu erläutern und im Anschluss daran in einer mündlichen Prüfung gründliche Kenntnisse in der Histologie nachzuweisen sowie zu zeigen, dass ihm die Grundlagen der Entwicklungsgeschichte, besonders der Zähne und der Mundhöhle, bekannt sind.

Physiologie, Physiologische Chemie

In den Prüfungen in Physiologie und physiologischer Chemie sind neben den allgemeinen die für den Zahnarzt erforderlichen besonderen Kenntnisse nachzuweisen sowie Kenntnisse der wichtigsten Apparate, Untersuchungsmethoden und Nachweisreaktionen.

Zahnerhaltungskunde

In der Prüfung in Zahnerhaltungskunde hat der Studierende mindestens vier Phantomarbeiten möglichst verschiedener Art auszuführen, für die der Studierende die erforderlichen Werkstoffe auf seine Kosten zu stellen hat, und in einer mündlichen Prüfung gründliche Kenntnisse der Werkstoffkunde und der Herstellungsmethoden des Zahnersatzes unter Berücksichtigung der Anatomie und Physiologie der Mundhöhle nachzuweisen.

Die Prüfung ist nicht bestanden, wenn das Urteil

- in einem Fach „schlecht“ oder
- in zwei Fächern „nicht genügend“ oder
- in drei Fächern „mangelhaft“ oder „nicht genügend“ lautet.

Die Prüfung muss in allen Fächern wiederholt werden. Ist die Leistung in einem Fach mit „nicht genügend“ beurteilt worden, so muss die Prüfung in diesem Fach wiederholt werden.

Wer Wiederholungsprüfungen nicht besteht, hat die gesamte Prüfung nicht bestanden. Er wird zu einer nochmaligen Prüfung nicht zugelassen. Über das Ergebnis der Prüfung erhalten die Studierenden ein Zeugnis.

3.3 Die Zahnärztliche Prüfung

Die Anträge auf Zulassung zur Prüfung müssen bis zum 15. Februar oder 15. Juli beim Vorsitzenden eingereicht werden. Zusätzlich müssen ein eigenhändig geschriebener Lebenslauf, in dem der Gang der Universitätsstudien darzulegen ist, und ein amtliches Führungszeugnis – wenn die Meldung nicht innerhalb von sechs Monaten nach der Exmatrikulation erfolgt – eingereicht werden. Die Prüfung findet etwa acht Wochen nach dem letzten Semester statt und umfasst folgende Fächer:

I. Allgemeine Pathologie und pathologische Anatomie
II. Pharmakologie
III. Hygiene, medizinische Mikrobiologie und Gesundheitsfürsorge
IV. Innere Medizin
V. Haut- u. Geschlechtskrankheiten
VI. HNO-Krankheiten
VII. ZMK-Krankheiten
VIII. Chirurgie
IX. Zahnerhaltungskunde
X. Zahnersatzkunde
XI. Kieferorthopädie

Inhalte der Prüfung (gemäß Approbationsordnung für Zahnärzte):

§ 41 Die Prüfungen in der allgemeinen Pathologie und der pathologischen Anatomie (I) werden von einem Prüfer an einem Tag abgehalten. In der Prüfung müssen die Kandidaten mindestens zwei ihnen vorgelegte pathologisch-anatomische Präparate aus dem Gebiet der Zahn-, Mund- und Kieferkrankheiten sowie der für den Zahnarzt wichtigen Erkrankungen anderer Organe, darunter ein mikroskopisches Präparat, erläutern und in einer eingehenden mündlichen Prüfung ihre Kenntnisse in der allgemeinen Pathologie und den für den Zahnarzt wichtigen Gebieten in der pathologischen Anatomie nachweisen.

§ 42 Die Prüfung in der Pharmakologie (II) wird von einem Prüfer an einem Tag abgehalten. Die Kandidaten haben in der Gegenwart des Prüfers einige Aufgaben zur Arzneiverordnung schriftlich zu lösen und mündlich nachzuweisen, dass sie in der allgemeinen Therapie und in der Pharmakologie und Toxikologie die für den Zahnarzt erforderlichen Kenntnisse haben.

§ 43 Die Prüfung in der Hygiene, der medizinischen Mikrobiologie und der Gesundheitsfürsorge (III) wird von einem Prüfer an einem Tag abgehalten. Die Kandidaten haben nachzuweisen, dass sie die für den Zahnarzt erforderlichen Kenntnisse in der Hygiene, der medizinischen Mikrobiologie und in der Gesundheitsfürsorge und ihren Einrichtungen erworben haben.

§ 44 In der Prüfung für Innere Medizin (IV), die von einem Prüfer an einem Tag abgehalten wird, haben die Kandidaten an einem für ihr Gebiet in Frage kommenden Kranken und weiter in einer mündlichen Prüfung nachzuweisen, dass sie die für den Zahnarzt erforderlichen Kenntnisse in der Inneren Medizin besitzen.

§ 45 Die Prüfung über Haut- und Geschlechtskrankheiten (V) wird an einem Tag von einem Prüfer abgehalten. Die Kandidaten haben am Kranken nachzuweisen, dass sie die für den Zahnarzt erforderlichen Kenntnisse der Haut- und Geschlechtskrankheiten besitzen.

§ 46 Die Prüfung in den Hals-, Nasen- und Ohrenkrankheiten (VI) wird an einem Tag von einem Prüfer abgehalten. Die Kandidaten haben nachzuweisen, dass sie die für den Zahnarzt erforderlichen Kenntnisse auf dem Gebiet der Hals-, Nasen- und Ohrenkrankheiten besitzen.

§ 47 (1) Die Prüfung in den Zahn-, Mund- und Kieferkrankheiten (VII) wird von einem Prüfer an zwei Tagen abgehalten. Die Kandidaten haben an zwei aufeinanderfolgenden Tagen je einen Kranken in Gegenwart des Prüfers zu untersuchen, die Anamnese zu erheben, die Diagnose und die Prognose zu stellen sowie den Heilplan festzulegen. Sie haben den Befund sofort unter Gegenzeichnung des Prüfers niederzuschreiben und noch an demselben Tag zu Hause über den Krankheitsfall einen kritischen Bericht anzufertigen, der, mit Datum und Namensunterschrift versehen, am nächsten Morgen dem Prüfer zu übergeben ist.

(2) Gelegentlich haben die Kandidaten bei der Krankenuntersuchung noch an weiteren Kranken ihre Fähigkeiten in der Diagnose und Prognose von Zahn-, Mund- und Kieferkrankheiten und in einer besonderen mündlichen Prüfung eingehende Kenntnisse auf dem Gesamtgebiet dieser Krankheiten nachzuweisen.

§ 48 (1) **Die Prüfung in Chirurgie (VIII)** umfasst zwei Teile.

(2) In dem ersten Teil der Prüfung, der von einem Prüfer an zwei Tagen abgehalten wird, haben die Kandidaten einen Kranken in Gegenwart des Prüfers zu untersuchen, die Anamnese zu erheben, die Diagnose und Prognose des Falls zu stellen sowie den Heilplan festzulegen. Sie haben den Befund sofort unter Gegenzeichnung des Prüfers niederzuschreiben und noch am selben Tag zu Hause über den Krankheitsfall einen kritischen Bericht anzufertigen, der, mit Datum und Namensunterschrift versehen, am nächsten Tag dem Prüfer zu übergeben ist. Am zweiten Tag haben die Kandidaten in einer mündlichen Prüfung nachzuweisen, dass sie die für den Zahnarzt erforderlichen Kenntnisse in der allgemeinen Chirurgie besitzen.

(3) In dem zweiten Teil der Prüfung, der von zwei Prüfern an je zwei Tagen abgehalten wird, haben die Kandidaten einen Kranken in Gegenwart des Prüfers zu untersuchen, die Anamnese zu erheben, die Diagnose und die Prognose des Falls zu stellen sowie den Heilplan festzulegen, den Befund sofort unter Gegenzeichnung des Prüfers niederzuschreiben und noch am selben Tag zu Hause über den Krankheitsfall einen kritischen Bericht anzufertigen, der, mit Datum und Namensunterschrift versehen, am nächsten Tage dem Prüfer zu übergeben ist. Dabei haben die Kandidaten noch an weiteren Kranken ihre Fähigkeiten in der Diagnostik und Prognostik der für den Zahnarzt wichtigen chirurgischen Krankheiten und ihre Vertrautheit mit den verschiedenen Methoden ihrer Behandlung sowie ihre Fähigkeiten in der Ausführung kleinerer Operationen nachzuweisen. In einer mündlichen Prüfung hat sich der Prüfer davon zu überzeugen, dass die Kandidaten ausreichende Kenntnisse in der Diagnose, Prognose und Therapie der chirurgischen Erkrankungen des Zahn-, Mund- und Kieferbereichs haben. Außerdem haben die Kandidaten die für den Zahnarzt erforderlichen Kenntnisse der Radiologie und der Schutzmaßnahmen, die bei der Anwendung ionisierender Strahlen auf den Menschen zu beachten sind, nachzuweisen.

§ 49 **Die Prüfung in der Zahnerhaltungskunde (IX)** wird von einem Prüfer und in der Regel an fünf Tagen abgehalten. In der Prüfung haben die Kandidaten theoretisch und praktisch an Kranken ihre Vertrautheit mit den verschiedenen Methoden der konservierenden Zahnheilkunde nachzuweisen und dabei mindestens vier verschiedenartige Füllungen sowie eine Wurzelkanalbehandlung und eine Zahnreinigung bei einem Krankheitsfall auf dem Gebiet der Paradentopathie auszuführen. Die Erkrankungen des Zahnhalteapparats sind in der mündlichen Prüfung besonders zu berücksichtigen; ebenso hat sich der Prüfer zu überzeugen, dass die Kandidaten ausreichende Kenntnisse in der Kariesprophylaxe haben.

§ 50 **Die Prüfung in der Zahnersatzkunde** (X) wird von einem Prüfer und in der Regel an zehn Tagen abgehalten. Die Kandidaten haben ihre theoretischen Kenntnisse über die Planung und Ausführung von Behandlungsmaßnahmen auf dem Gebiet der Zahnersatzkunde und sowohl herausnehmbaren wie festsitzenden Zahnersatz anzufertigen und einzugliedern.

§ 51 **Die Prüfung in der Kieferorthopädie** (XI) wird von einem Prüfer und in der Regel an vier Tagen abgehalten. Die Kandidaten haben in einem schriftlichen Bericht über einen Krankheitsfall und in einer mündlichen Prüfung ihre therapeutischen Kenntnisse über die Genese und die Beurteilung von Kieferdeformitäten sowie in der Planung von Regulierungsapparaten nachzuweisen und außerdem mindestens eine einfache Regulierungsapparatur selbst herzustellen. Die Prüfung ist nicht bestanden, wenn in folgenden Abschnitten die angegebenen Noten (siehe Notenschema Seite 140) vorliegen:

Bereiche	Abschnitte	Möglichkeiten						
		Noten	Noten	Noten	Noten	Noten	Noten	Noten
A	VII–X							
	(ZMK-Krankh.,				5*		4*	
	Chirurgie, Zahn-	6			5*		4*	4*
	erhaltungskunde,					5*		
	Zahnersatzkunde)							4*
						5*	4*	
B	XI				5*			
	(Kieferorthopädie)	6					4*	
						5*	4*	
C	I–VI							4*
	(Allg. Pathologie,			6				
	Pharmak., Hyg.,							
	Innere Medizin,		6					
	Haut- und							
	Geschlechtskr.,			6				
	HNO-Krankh.)							

*oder schlechter

Jede Note bezieht sich auf einen Abschnitt, dabei ist es ohne Bedeutung, auf welchen des Bereichs.

X Beispiele

Hat ein Kandidat in zwei Abschnitten des Bereichs A (Abschnitte VII-X) die Note „nicht genügend" (5) oder schlechter, so ist er durchgefallen, oder:
Hat ein Kandidat in vier Abschnitten aller Bereiche „nicht genügend", so ist er durchgefallen. Die Prüfung muss in allen Abschnitten wiederholt werden.
Ist ein Prüfungsabschnitt als „nicht genügend" oder „schlecht" beurteilt worden, so muss er wiederholt werden. Die Wiederholung eines Abschnitts der Prüfung ist erst nach einer Frist von zwei, höchstens sechs Monaten möglich. Die Wiederholung der gesamten Prüfung findet erst nach einer Frist von frühestens sechs und spätestens neun Monaten nach dem erfolglosen Versuch statt. Wer die Wiederholungsprüfung nicht besteht, hat die Prüfung endgültig nicht bestanden. Er kann auch nach erneutem Studium nicht mehr zur Prüfung zugelassen werden.

4 Approbation

Die Approbation wird bei der zuständigen Landesbehörde beantragt. Da die erforderlichen Unterlagen schon zur Prüfung vorlagen und die Approbation unmittelbar nach der Prüfung beantragt wird, sind keine weiteren Formalitäten notwendig. Der Antragsteller erhält die Approbationsurkunde und darf sich ab dem Tag der Ausstellung „Zahnarzt" nennen und zahnärztlich tätig werden.

5 Zahnärztliche Weiterbildung

Die Weiterbildung spielt in der Zahnmedizin eine nicht so große Rolle, da es nur wenige Gebietsbezeichnungen gibt. Die Mehrzahl der Zahnärzte geht nach der Ableistung der kassenärztlichen Vorbereitungszeit – zurzeit zwei Jahre – in die eigene Praxis. Es gibt folgende Gebietsbezeichnungen:

Zahnarzt für Kieferorthopädie

Die Weiterbildungszeit beträgt drei Jahre und kann voll an einer Universität abgeleistet werden. Zwei Jahre können auch bei einem zugelassenen Zahnarzt abgeleistet werden.
Das Gebiet der Kieferorthopädie umfasst die Erkennung, Verhütung und Behandlung von Fehlbildungen des Kauorgans, von Zahnstellungs- und Bissanomalien sowie Kieferfehlbildungen.

Zahnarzt für Oralchirurgie

Die Weiterbildungszeit beträgt auch hier drei Jahre. Die Weiterbildung kann ganz an einer Uniklinik abgeleistet werden. Zeiten bis zu zwei Jahren bei einem niedergelassenen Zahnarzt mit Belegbetten können angerechnet werden. Das Gebiet umfasst die Zahnärztliche Chirurgie einschließlich der Behandlung von Luxationen und Frakturen im Bereich des Gesichtsschädels.

> **!** Der Arzt für Mund-, Gesichts- und Kieferchirurgie gehört zur Humanmedizin.

Zahnarzt im öffentlichen Gesundheitswesen

Die Anerkennung für das Gebiet ist im Laufbahnrecht des öffentlichen Diensts geregelt.

6 Berufsaussichten

Wie auch bei den Humanmedizinern sind die Berufsaussichten für Zahnärzte gut. Die Zahlen der Studienanfängerstatistik sind in den vergangenen Jahren ziemlich stabil. Ca. 75 % der Studenten schließen das Studium ab: Von etwa gut 2.000 Studienanfängern treten etwa 1.800 ins Berufsleben ein. Die Zahlen der freien Stellen und der Approbationen als Zahnarzt sind fast identisch. Der Mangel an

Assistenzarztstellen ist nicht so gravierend, da sich die Assistenten nach Ableistung der kassenärztlichen Vorbereitungszeit niederlassen.

2007 gab es in Deutschland 55.799 Zahnärzte in eigener Praxis und 10.129 ohne eigene Praxis. Dagegen waren nach Auskunft der Bundesanstalt für Arbeit Ende 2007 nur 535 Zahnärzte arbeitslos gemeldet. Dies entspricht einer Quote von etwa 1 %. 2006 kamen auf einen Zahnarzt 1.272 (West) bzw. 1.188 (Ost) Einwohner. Sicherlich wird es Einkommensminderungen bei den Zahnärzten geben; bei einem durchschnittlichen Jahreseinkommen von über 50.000 Euro dürfte dies jedoch zu verschmerzen sein.

Allerdings werden sich die Berufsaussichten aus zweierlei Gründen verschlechtern:
- Mit Einführung des Gesetzes zur Strukturreform im Gesundheitswesen (GSG) wurde die Zahl der Niederlassungen pro Bezirk limitiert. Dadurch gibt es bereits jetzt in den Ballungszentren Bezirke, in denen sich kein weiterer Zahnarzt neu niederlassen darf. In 2000 waren etwa 25 % der insgesamt 600 Bezirke in Deutschland für eine Neuzulassung gesperrt. Üblicherweise sind die Chancen auf dem Land wesentlich besser, d.h. hier sind noch Kapazitäten frei.
- Ebenfalls durch das GSG wurde die so genannte Deckelung des Budgets eingeführt. Dies bedeutet, dass ein Zahnarzt pro Abrechnungsleistung nur ein begrenztes Gesamthonorar pro Quartal zur Verfügung hat. Darüber hinaus erbrachte Leistungen derselben Abrechnungsziffer werden nicht mehr erstattet.

Es gilt abschließend die Devise: Wer ernst gemeint Zahnarzt werden will, ohne es dabei in erster Linie auf schnellen großen Reichtum abgesehen zu haben, der sollte das Studium aufnehmen. Aber durch die Bedarfsplanung der Kassenzahnärztlichen Vereinigungen in den einzelnen Bundesländern wird eine Praxiseröffnung besonders in städtischen Ballungsräumen nur schwer oder gar nicht möglich sein. Als Konsequenz daraus ist Berufsanfängern anzuraten, mobil zu bleiben, denn auf dem Land werden zum Teil dringend Zahnärzte gesucht. Welche Bezirke der Bedarfsplanung unterliegen, liegt im Zuständigkeitsbereich der Kassenärztlichen Vereinigungen der Länder (siehe auch unter der Internetseite der Kassenzahnärztlichen Bundesvereinigung (www.kzbv.de) bzw. der Bundeszahnärztekammer (www.bzaek.de).

Tiermedizin

1 Allgemeines

Das Studium der Tiermedizin ist sehr vielfältig, aber auch arbeitsaufwändig und zeitraubend. Ziel ist die Vermittlung eines breit gefächerten Basiswissens in allen wichtigen Disziplinen der Veterinärmedizin. Eine Spezialisierung ist erst in Form eines Aufbaustudiums oder durch andere Formen der Weiterbildung möglich. Die Studierenden können während des Studiums in gewissem Maße besonderen Interessen nachgehen, zum Beispiel durch die entsprechende Belegung von Wahlpflichtveranstaltungen oder durch den Besuch von nicht zum Pflichtstundenplan zählenden (so genannten fakultativen) Veranstaltungen. Alle Studierenden sind aber gezwungen, das sehr umfangreiche Pflichtprogramm voll zu bewältigen.

Die Tiermedizin beschäftigt sich mit der Heilung erkrankter Tiere verschiedener Artenzugehörigkeit und dem vorbeugenden Gesundheitsschutz beim Einzeltier und in Tierbeständen. Aber nicht nur damit! Ihr gesamtes Arbeitsgebiet ist mannigfaltiger, als der Laie es sich in der Regel vorstellt. Es umfasst eben mehr als das Tätigkeitsfeld des praktizierenden Tierarztes. An dieser Stelle soll daher einleitend ein kurzer Überblick über das Berufsfeld gegeben werden. Dies geschieht, um ein realistisches Bild von diesem vielfältigen interessanten Beruf zu vermitteln. Nicht aber, um von ihm abzuschrecken. Die Darstellung soll jedoch vielleicht bestehende falsche Vorstellungen (die oft anzutreffen sind) korrigieren und so dazu beizutragen, unnötige Enttäuschungen zu vermeiden.

Die historischen Wurzeln der Veterinärmedizin sind anders als die der Humanmedizin. Die ersten Rossärzte dienten in erster Linie der Kampfkraft berittener Truppen und der Bekämpfung von Tierseuchen, die infolge kriegerischer Auseinandersetzungen stärkere Ausbreitung erfuhren. Das Tätigkeitsfeld der Tiermedizin dehnte sich dann auf das Nutzvieh aus (im Lateinischen steht „veterinarius“ für Tierarzt, aber auch für „zum Lasttier gehörig“, und „veterinae“ bedeutet Zugtier). Erst in jüngerer Zeit bekam die medizinische Betreuung von Tieren, die sich der Mensch zu seiner Erbauung hält, größere Bedeutung.

Auch in der Gegenwart beschäftigt sich die Tiermedizin mit der Bekämpfung von Tierseuchen, der Vermehrung von Tierbeständen und der Verwertung von Tieren zu Lebensmitteln unter Beachtung wirtschaftlicher Gesichtspunkte. In diesem Zusammenhang ist ein Teil der Tierärzte auch im staatlichen Auftrag tätig. Sie müssen das gesundheitliche und ökonomische Allgemeinwohl dabei vielfach höher bewerten als das konkurrierende Interesse des einzelnen Tierhalters und des einzelnen Tiers.

Wirtschaftliche Aspekte sind auch bei der Beurteilung der tierärztliche Tätigkeit durch den Kunden des selbstständigen Tierarztes oder den Arbeitgeber eines angestellten Tierarztes wichtig. Aus wirtschaftlichen Erwägungen heraus wird manche medizinisch mögliche Maßnahme unterlassen. Der Tierarzt muss seine Kunden stets darüber informieren, welche Kosten durch seine Tätigkeit entstehen werden oder könnten. Meist hat der Tierbesitzer ein gewichtiges Wort bei der Entscheidung über die zu ergreifenden medizinischen Maßnahmen mitzureden. Die Tiermedizin dient in der Regel letztlich den Tierbesitzern, die mit der Tierhaltung wirtschaftliche Ziele verfolgen oder aber Tiere halten, um daran Freude zu haben. Der praktische Tierarzt wird selbstverständlich nicht von seinen Patienten, sondern von deren Besitzern für seine Tätigkeit bezahlt! Es gibt zwar eine Versicherung, bei der Tierbesitzer ihre Tiere versichern können, aber die Krankenversicherung für Tiere spielt im tierärztlichen Berufsalltag bisher keine ernst zu nehmende Rolle. Die Rechnung des Tierarztes geht in der Regel direkt dem jeweiligen Tierbesitzer zu. Die meisten Mitbürger müssen aber mit ihrem Geld sorgsam umgehen. Dies gilt für so genannte Hobbytierhalter ebenso wie für die, die mit der kommerziellen Tierproduktion ihren Lebensunterhalt verdienen.

Im Bereich der Tiere haltenden Landwirtschaft und auch der industriellen Tierhaltung führen die wirtschaftlichen Interessen und Zwänge dazu, dass das Tier oft zum bloßen Produktionsfaktor degradiert wird. Tierärzte, die in kommerziellen Tierhaltungen tätig sind, kommen z. T. in erhebliche Gewissenskonflikte, da sie einerseits Dienstleister sind, ihre Berufsordnung sie andererseits aber auch dazu verpflichtet, ihre Kenntnisse in den Dienst des Tierschutzes zu stellen. Ein solcher Rollenkonflikt kann sich allerdings auch bei der Behandlung von Heim- und Begleittieren ergeben. Der Berufsalltag von sogenannten Nutztierpraktikern ist heute der von versierten Fachleuten, an die ihre Kunden hohe Erwartungen stellen. Er ist in der Regel bar jeder Landtierarztromantik.

Die Gewährleistung der Versorgung der Menschen mit einwandfreien Lebensmitteln tierischer Herkunft ist ein ebenso wichtiges Arbeitsfeld für die Tiermedizin wie die Beschäftigung mit den Mechanismen und Ursachen von Krankheitsprozessen. Mit Letzteren beschäftigen sich z. B. die in den Fächern Pathologie, Virologie und Mikrobiologie tätigen Veterinärmediziner. Der Schutz des Menschen vor Krankheiten, die vom Tier auf ihn übertragen werden können (Zoonosen), ist ein zentrales Thema für die Tiermedizin. Das Schutzinteresse des Menschen rangiert in unserer

Gesellschaft eindeutig vor dem, was man vielleicht als Interesse des Tiers annehmen kann. Unter anderem aus diesem Grund werden auch Tötungen von Tieren durch Tiermediziner vorgenommen. Mitunter sind diesbezüglich schwere, aber notwendige Entscheidungen zu treffen.

Der Tierarzt ist aber auch dem Gedanken des Tierschutzes verpflichtet. Wegen seines Fachwissens trägt er besondere Verantwortung für den Tierschutz. Die Wahrnehmung dieser Verantwortung kann auch zu Konflikten mit Kunden (Tierhaltern) führen. Das Verhältnis des Tierarztes zu seinen Patienten und zu seinen Kunden unterscheidet sich auch hierdurch deutlich von dem seiner humanmedizinischen Kollegen zu den ihrigen.

Der medizinische Fortschritt geht auch an der Tiermedizin nicht vorbei. Ob bei der Betreuung von Nutztierbeständen oder der Behandlung von Einzeltieren in der Kleintierpraxis, es wird immer mehr Spezialwissen benötigt, um das Richtige für den Gesundheitsschutz und das Beste oder zumindest das unter den gegebenen (auch finanziellen) Bedingungen Geeignetste zur Heilung eines Tiers zu tun. Dazu werden vom Tierarzt Kenntnisse über den Körperbau (die Anatomie) verschiedener Tierarten und die normalen Körperfunktionen der Tiere (die Physiologie) ebenso verlangt wie die über ihre optimale Haltung und Fütterung. Für die Therapie von Tieren sind z. B. Kenntnisse über die Wirkungsweisen von Arzneimitteln und chirurgische Fertigkeiten vonnöten. Zum Schutz des Menschen, beispielsweise vor salmonellenverseuchten Nahrungsmitteln, müssen Tiermediziner sich in Sachen Lebensmittelhygiene auskennen und bei einer Überwachungstätigkeit im Bereich der Lebensmittelkontrolle etwas von den Produktionsprozessen verstehen.

Kein Wunder, dass die berufliche Tätigkeit der einzelnen Tierärzte sich z. T. mächtig voneinander unterscheidet. Denn keiner kann auf allen Gebieten perfekt sein. Ein paar Beispiele, die für den jeweiligen Bereich nicht unbedingt repräsentativ sind: Für den Veterinärbeamten ist es u. a. wichtig, sich im Tierseuchen-, Tierschutz-, Lebensmittel- und Verwaltungsrecht auszukennen.

Der so genannte Nutztierpraktiker sollte nicht nur etwas von der Behandlung des erkrankten Einzeltiers verstehen, sondern sich auch auf den Gebieten der Tierernährung und der Tierhaltung auskennen. Die Arbeit mancher hauptsächlich in der Landwirtschaft tätigen praktizierenden Tierärzte bringt erhebliche körperliche Anstrengungen mit sich. Gleichwohl kann der Alltag eines Großtierpraktikers auch durch eine beratende Tätigkeit dominiert sein. Der Praxisalltag verlangt oft, dass man zu jeder Tages- und Nachtzeit dienstbereit ist und gut und viel Auto fahren kann.

Die erfolgreiche Tätigkeit in der Kleintierpraxis hat oft nicht zuletzt ein gewisses Maß an Einfühlungsvermögen bezüglich der Tierbesitzer zur Voraussetzung. Außerdem ist es hinsichtlich der erfolgreichen Führung einer Kleintierpraxis von besonderem Vorteil, wenn man eine kaufmännische Ader hat. Denn der Verkauf von Artikeln aus einem so genannten Nebensortiment (Tierfutter, Pflegemittel etc.) trägt inzwischen bei vielen Praktikern zur Sicherung des Einkommens bei.

Der in der universitären Forschung oder Industrie tätige Tierarzt benötigt ein umfangreiches Wissen über Labortechniken, die etwa bei der Entwicklung neuer Arzneimittel zum Einsatz kommen. In der Wissenschaft sind gute Englischkenntnisse unerlässlich. Wer auf Dauer an einer öffentlichen Hochschule forschen will, muss auch zur Lehre taugen.

So genannte Industrietierärzte setzen ihr Fachwissen häufig auch im Bereich der Vermarktung und im Vertrieb ein. Sie sollten etwas von Betriebswirtschaft verstehen.

Die Liste ließe sich fortsetzen. Dass alle genannten Tätigkeitsfelder einen bedeutenden Anteil am relativ kleinen Gesamtarbeitsmarkt für Tierärzte haben, lässt ein Blick auf eine Statistik, die Auskunft über die verschiedenen Bereiche des tierärztlichen Berufsfelds gibt, erkennen. Eine entsprechende Information ist weiter hinten (auf den Seiten 208 f.) in diesem Studienführer zu finden.

Die Ausbildung an den tiermedizinischen Bildungsstätten soll beim Studierenden für all die oben beschriebenen Tätigkeiten die fachlichen Grundlagen schaffen. Das ist eine schwierige Aufgabe, die man durch ein umfangreiches Studienprogramm zu lösen versucht. Die Folge dessen ist ein sehr umfangreicher Stundenplan, in dem viele Fächer Berücksichtigung finden. Und es gibt zahlreiche Prüfungen, für die kräftig gepaukt werden muss.

Während der Ausbildung werden auch Tierversuche durchgeführt (die juristisch nicht als solche gewertet werden). Darüber hinaus werden für einige Lehrveranstaltungen Tiere getötet, z. B. um an den Tierkörpern anatomische Studien betreiben zu können. Der Besuch von Pflichtlehrveranstaltungen, in denen oder für die derartiges geschieht, ist für Studierende der Tiermedizin nicht zu umgehen. Auch die theoretische und praktische Ausbildung in Themengebieten wie Schlachthofwesen und Fleischhygiene ist obligatorischer Bestandteil des Studiums.

Jeder Studienbewerber für das Fach Tiermedizin sollte sich eingehend mit der Frage beschäftigen, aus welchen Motiven er dieses Studium anstrebt. Es sei jedem Menschen mit Interesse am Studium der Tiermedizin unbenommen, vor allem von dem Wunsch, Krankheiten bei Tieren zu heilen oder zu verhüten, bewegt zu sein. Man sollte sich aber damit auseinandersetzen, ob man das Studienprogramm in seiner Gänze bewältigen will und kann, um das gewünschte Berufsziel zu erreichen. Außerdem sollte ein Blick auf das gesamte Spektrum tierärztlicher Tätigkeiten und eine kritische Betrachtung der Berufsaussichten nicht unterbleiben. Bei einem ernsthaften Interesse an diesem Studium empfiehlt es sich darüber hinaus, Einblick in den Berufsalltag von Tierärzten zu nehmen und sich vor Ort einen Eindruck vom Studienbetrieb zu verschaffen. Befragen Sie z. B. in ihrem Wohnort tätige Tierärzte mit verschiedenen Arbeitsfeldern (nicht nur praktizierende Tierärzte), rufen Sie in einer veterinärmedizinischen Fakultät an und versuchen Sie, mit dortigen Studentenvertretern zu sprechen. Die Studentenvertretungen (Fachschaft oder Allgemeiner Studentenausschuss, kurz AStA, genannt) der deutschen tierärztlichen Fakultäten sind auch im Internet zu finden. Man erreicht ihre Websites über die der jeweiligen Fakultät. Fahren Sie ruhig auch mal hin zu einer Fakultät und bemühen Sie sich um ein Gespräch mit einem als Fachstudienberater wirkenden Dozenten.

! Vorher anrufen! Keine Angst vor Professoren, das sind auch nur Menschen wie Sie und ich.

Scheuen Sie sich nicht, bei der für Ihr Bundesland zuständigen Tierärztekammer Informationen einzuholen oder sich von dort Kontaktadressen zu besorgen. Wer gut informiert ist, kann eine bewusste Entscheidung auf der Grundlage einer realistischen Einschätzung treffen.

Das Studium der Tiermedizin ist in der Bundesrepublik Deutschland in seinem Aufbau und Inhalt durch die Approbationsordnung (Approbation = staatliche Zulassung zur Berufsausübung) für Tierärzte (im Folgenden abgekürzt TAppV) bestimmt. Am 1. Oktober 2006 trat eine neue TAppV in Kraft. Infolgedessen mussten die veterinärmedizinischen Bildungsstätten ihre Studienpläne ändern, neue Stundenpläne für die einzelnen Semester entwickeln und Prüfungszeiträume neu festlegen. Diese Arbeit wird sich über mehrere Jahre hinziehen, bis sich alles wieder eingespielt hat. Das ist bei jeder Änderung der TAppV (früher hieß es Tierärztliche Approbationsordnung = TAppO) so. Und Änderungen wurden in den letzten Jahrzehnten immer wieder vorgenommen. In einigen Jahren ist eine erneute Überarbeitung der TAppV zu erwarten. Bei der Vorbereitung der Verabschiedung der aktuell geltenden Fassung stellte das zuständige Bundesministerium für Gesundheit bereits fest: „Eine allgemeine Studienreform mit grundlegenden Änderungen bleibt erforderlich und ist langfristig beabsichtigt."

Die TiHo-Hannover hat die neue Approbationsordnung bereits zum Wintersemester 2006/2007 umgesetzt. An ihr gilt daher: Studierende, die im Herbst des Jahres 2006 das Studium der Tiermedizin aufnahmen, sind die Ersten, deren Ausbildung und Prüfung komplett gemäß der neuen TAppV erfolgt. Für Studierende, die bereits im Jahr 2005 oder früher das Studium aufgenommen haben, gelten Übergangsvorschriften (§ 68 der TAppV). Hat ein Studierender die sogenannte Tierärztliche Vorprüfung bereits vor dem 1. Oktober 2006 bestanden und somit schon den klinischen Teil des Studiums, der das dritte bis fünfte Studienjahr umfasst, erreicht, so wird er sein Studium bis zum Abschluss des letzten Examens nach den Regeln der „alten" TAppO absolvieren. Lag der klinische Teil des Studiums im Oktober des Jahrs 2006 noch vor dem Studierenden, wird in diesem Abschnitt des Studiums bereits die neue TAppV für ihn Gültigkeit haben. An den anderen deutschen tiermedizinischen Fakultäten wird die neue TAppV erst mit dem Wintersemester 2007/2008 umgesetzt. Daher gelten für die Studierenden an diesen Fakultäten auch hinsichtlich der Übergangsvorschriften nicht die Termine, die für Hannover genannt wurden. Das Ganze gilt jeweils ein Jahr später.

Die TAppV kann man sich unter anderem über das Internet besorgen. Sie findet sich zum Beispiel unter www.vetmed.fu-berlin.de. Dort unter „Studium & Lehre". Hier ist unter der Überschrift „Informationen für Studierende" unter anderem der Punkt „Verordnungen" aufgeführt. Darin kann man unter „Externe Quellen" die TAppV finden. Es sollte auch gelingen, ein gedrucktes Exemplar über den Buchhandel zu beziehen. Oder über eine der öffentlichen Einrichtungen (Ämter, aber auch Bibliotheken), in denen das Bundesgesetzblatt (BGBl) vorliegt. Die TAppV wurde im BGBl Jahrgang 2006, Teil I, Nr. 38 vom 11. August 2006 auf den Seiten 1827 bis 1856 veröffentlicht.

Die TAppV enthält u. a. eine Liste der Fachgebiete, mit denen man sich während des Studiums der Tiermedizin beschäftigen muss. Sie schreibt auch vor, mit wie vielen Stunden das jeweilige Fach mindestens im Studienplan vertreten sein muss. Die TAppV ordnet die Fachgebiete zudem einem der beiden Studienabschnitte zu. Der erste Studienabschnitt wird als vorklinischer Teil des Studiums bezeichnet. Dieser Teil des Studiums kann in minimal zwei Jahren absolviert werden. Der zweite Teil des Studiums, der als klinischer Abschnitt bezeichnet wird, kann (inklusive der letzten Prüfungen) in minimal dreieinhalb Jahren bewältigt werden. Die TAppV enthält Vorschriften über die Form und den Gegenstand von Prüfungen und über die zu absolvierenden Praktika. Sie regelt zudem die Zulassung zum tierärztlichen Beruf in der Bundesrepublik Deutschland. Diese erfolgt durch die im jeweiligen Bundesland zuständige Behörde. Die TAppV enthält auch Vorschriften über die Erteilung der Berufszulassung an Personen, die nicht die deutsche Staatsbürgerschaft haben und über die Anerkennung von im Ausland erbrachten Studienleistungen oder dort abgelegten Examina. Die TAppV steckt in erster Linie den organisatorischen und formalen Rahmen des Studiums ab. Aussagen zum Inhalt der Ausbildung werden nur indirekt über die Auflistung der Pflichtveranstaltungen und die Beschreibung der Prüfungsinhalte gemacht. Die TAppV ist primär eine Prüfungsordnung. Im von der TAppV grob vorgegebenen Rahmen bestimmen die das jeweilige Fach vertretenden Professoren, welche Inhalte den Studierenden vermittelt werden.

Das Studium der Veterinärmedizin ist in Deutschland an tiermedizinischen Bildungsstätten in Berlin, Gießen, Hannover, Leipzig und München möglich. Da ich mit der Situation in Hannover am vertrautesten bin, beziehen sich beispielhafte Beschreibungen in meinem Beitrag zu diesem Buch vornehmlich auf die dortige Tierärztliche Hochschule.

Die einzelnen Bildungsstätten haben das Recht, in Studienordnungen das Studium an der jeweiligen Fakultät detaillierter zu regeln. Die Studienordnungen können weitere Lehrveranstaltungen vorsehen und darüber hinaus in dem von der TAppV gesetzten Rahmen regeln, in welchen Fächern Vorlesungen und in welchen Übungen stattfinden und in welchem Semester diese zu besuchen sind. Möglicherweise findet sich auch ein Passus, der bestimmt, ob und unter welchen Bedingungen man das Studium fortsetzen darf, wenn man eine Zwischenprüfung noch nicht in allen Fächern erfolgreich absolviert hat.

So kann es zum Beispiel sein, dass man nicht zu den Veranstaltungen des fünften Fachsemsters zugelassen wird, wenn man noch nicht alle Prüfungen des Physikums bestanden hat. Oder dass man nicht für das „Praktische Jahr" / die Veranstaltungen des neunten und zehnten Fachsemesters zugelassen wird, wenn man nicht mindestens 9 der bis dahin auf dem Plan stehenden 12 Prüfungen aus dem Katalog der Tierärztlichen Prüfung mit Erfolg absolviert hat.

Die neue TAppV gewährt den Fakultäten hinsichtlich der Art von Prüfungen und der Prüfungstermine etwas mehr Flexibilität als die zuvor geltende TAppO. Das könnte künftig hier und da zu diesbezüglichen Unterschieden zwischen den deutschen tierärztlichen Bildungsstätten führen. Auch dazu kann die jeweilige Fakultät Regelungen in einer Studien- und/oder einer Prüfungsordnung festlegen. Da die

TAppV auch Wahlpflichtveranstaltungen (308 von insgesamt 5.020 Pflichtstunden) vorsieht, aber keine Zuordnung dieser 308 Stunden zu bestimmten Studienfächern und nur zum Teil zu bestimmten Gruppen von Fächern bzw. Studienabschnitten vornimmt, besteht für die veterinärmedizinischen Bildungsstätten die Möglichkeit, diesen Bereich des Studiums in der Studienordnung eingehender zu regeln und in bescheidenem Maße ein wenig am eigenen Profil zu feilen.

Auch die Nutzung der so genannten Erprobungsklausel (§ 3 der TAppV) mag zu gewissen Unterschieden bei der Lehrplangestaltung an den Fakultäten führen. Denn diese Klausel gestattet es den tierärztlichen Bildungsstätten, hinsichtlich der Zahl der Unterrichtsstunden bei der Mehrzahl der Fächer von der Vorgabe aus der TAppV um bis zu 20 % abzuweichen. Vorausgesetzt die Gesamtzahl der Unterrichtsstunden im Studium bleibt gleich. Das ermöglicht z. B. in den Kliniken der Fakultät tätige Tierärzte/-innen in den Unterricht der Vorklinik einzubeziehen. Oder Vorkliniker an passender Stelle im klinischen Abschnitt des Studiums eine Auffrischung z. B. in Anatomie machen zu lassen. Man kann im Prinzip auch neue Inhalte in das Studium einfließen lassen.

Dabei sind allerdings noch diverse andere Aspekte zu berücksichtigen. Zum Beispiel die durch das wissenschaftliche Personal der Hochschule gegebene Lehrkapazität, die die Basis für die Berechnung der zur Verfügung zu stellenden Studienplätze ist. Man darf daher keine gewaltigen Unterschiede zwischen den Studienplänen der einzelnen Fakultäten erwarten. Größere Unterschiede könnten entstehen, wenn an der Berliner Fakultät in der Tat ein Modellstudiengang aus der Taufe gehoben werden sollte. Seit einer Weile gibt es die Idee zu einem solchen Modellstudiengang im Fach Tiermedizin, der in seinem Aufbau deutliche Neuerungen enthalten soll. In der neuen TAppV ist in § 4 die rechtliche Grundlage für einen solchen Modellstudiengang, also einen Test, ob es deutlich anders besser ginge, geschaffen worden. Bisher ist die Angelegenheit aber noch nicht konkret geworden. Die Berliner Fakultät wird auf Anfrage sicher Auskunft darüber geben, wie der jeweils aktuelle Stand der Dinge ist.

Bei näherem Interesse an der Studienordnung sollte man sich bei der jeweiligen Ausbildungsstätte nach dem aktuellen Stand der Dinge erkundigen. Falls eine Studienordnung existiert, kann man diese bei der jeweiligen Fakultät anfordern oder sich den Text aus der Internetpräsenz der jeweiligen Fakultät ziehen. Die Studienordnung der tierärztlichen Fakultät München zum Beispiel kann man unter www.vetmed.uni-muenchen.de und dort unter „Studium und Lehre“ finden.

2 Aufbau des Studiums

Das Studium wird grob unterteilt in einen vorklinischen (erstes bis einschließlich viertes Fachsemester) und einen klinischen Teil (vgl. auch Human- und Zahnmedizin). Insgesamt ist eine Studienzeit von fünfeinhalb Jahren vorgesehen. In dieser Zeit soll man sowohl die Ausbildung an einer Hochschule bzw. Fakultät durchlaufen, als auch außerhalb der Fakultät einige Praktika absolvieren und sämtliche Prüfungen ablegen. Im wissenschaftlich-theoretischen Teil sind 3.850 Stunden Pflichtlehr- und Wahlpflichtveranstaltungen im Programm. Der praktische Studienteil umfasst 1.170 Stunden. Jene Übungen und Praktika, die in einer Reihe von Fächern an der Fakultät zu durchlaufen sind, gehören zum wissenschaftlich-theoretischen Teil! Der praktische Studienteil wird nicht zuletzt in den sogenannten Semesterferien absolviert. Die Förderungshöchstdauer für BAföG-Empfänger ist auf elf Semester festgesetzt. Sie kann damit gerade die Mindeststudienzeit, die in diesem Fall der Regelstudienzeit gleichzusetzen ist, abdecken. BAföG-Empfänger, die es nicht schaffen, das Studium in der Mindeststudienzeit zu absolvieren, müssen sich hinsichtlich einer anderen Finanzierung ihres Lebensunterhalts in der letzten Zeit ihres Studiums etwas einfallen lassen.

Der vorklinische Teil des Studiums soll für Tiermediziner wichtige naturwissenschaftliche Grundkenntnisse und ein Basiswissen über den Aufbau sowie die Funktionen gesunder Tierkörper vermitteln. Die Grundkenntnisse der naturwissenschaftlichen Fächer Physik, Chemie und Biologie (Zoologie und Botanik) werden im ersten Teil der sogenannten Tierärztlichen Vorprüfung, dem Vorphysikum, abgeprüft. Der vorklinische Teil wird nach vier Semestern mit dem anatomisch-physiologischen Teil der Tierärztlichen Vorprüfung, dem Prüfungen in fünf Fächern umfassenden Physikum, abgeschlossen. Diese Prüfungen finden traditionell in der vorlesungsfreien Zeit nach dem vierten Semester statt. Die neue TAppV ermöglicht es den tierärztlichen Bildungsstätten aber nun auch, einige dieser Prüfungen bereits in der Vorlesungszeit („im Semester“) während des vorklinischen Studiums abzuhalten. Während des klinischen Abschnitts des Studiums bzw. an dessen Ende sind Prüfungen in zwanzig Fächern zu bewältigen. Das Ganze wird Tierärztliche Prüfung genannt. Die Tierärztliche Prüfung wurde früher in drei Abschnitten abgelegt. Diese fanden, bei problemlosem Studienverlauf, im jährlichen Abstand statt. Man sprach vom ersten, zweiten und dritten Teil. Im ersten und zweiten Teil der Tierärztlichen Prüfung ging es um die Ursachen von Erkrankungen der Tiere, deren Entwicklung, Diagnose und Behandlung. Im dritten Abschnitt des Tierärztlichen Examens waren Prüfungen in Fächern abzulegen, bei denen auch diverse rechtliche Bestimmungen eine Rolle spielten. Dies war zum Beispiel bei der Lebensmittelkunde, dem Tierschutz und dem Betäubungsmittelrecht der Fall. Mit dem Bestehen des dritten Abschnitts der Tierärztlichen Prüfung wurde das Studium beendet.

Wenn die Fakultät bei den Studierenden die Kenntnisse in bestimmten Fächern abprüfen wollte, musste sie diesen selbstverständlich zuvor die Lehrveranstaltungen in den jeweiligen Fächern zum Besuch anbieten (Vorlesungen) oder auferlegen (Übungen bzw. Praktika). Die seit Oktober 2006 geltende TAppV macht die Fakultäten nun etwas flexibler hinsichtlich der Terminierung von Prüfungen. Es ist jetzt weniger genau festgelegt, nach dem wievielten Semester in welchen Fächern geprüft werden muss. Daher ist die jeweilige Fakultät nun auch ein wenig freier bei der Gestaltung des Studienverlaufs. Ausdrücklich geregelt ist allerdings, dass eine Reihe von namentlich genannten Fächern – z. B. Pathologie, Lebensmittelhygiene, Innere Medizin, Chirurgie und Berufsrecht – nicht vor dem Ende des achten Semesters abgeprüft werden dürfen. Insofern werden die Änderungen nicht fundamental sein. Die Prüfungen sollen jeweils zeitnah zu den zuvor absolvierten Lehrveranstaltungen im betreffenden Fach stattfinden. Das heißt: möglichst nach jedem Semester einige Prüfungen. Prüfungen können auch in der Vorlesungszeit stattfinden. Man spricht in solchen Fällen von studienbegleitenden Leistungskontrollen. Aber von dieser Möglichkeit machen die Fakultäten derzeit nicht mehr Gebrauch.

Zu den Voraussetzungen für die Zulassung zur Prüfung in diesem und jenem Fach der Tierärztlichen Prüfung zählt, dass zuvor ein bestimmtes Praktikum absolviert wurde. Nachzuweisen ist unter anderem eine Ausbildung in „Kontrolltätigkeiten, -methoden und -techniken für den Lebensmittelbereich einschließlich der Überprüfung von Frischfleisch". Da soll es 75 Stunden lang in mindestens zwei aufeinanderfolgenden Wochen um die Hygieneüberwachung in Schlachthöfen und Lebensmittelbetrieben gehen. Zusätzlich muss man sich während 100 Stunden in drei aufeinanderfolgenden Wochen mit der Schlachttier- und Fleischuntersuchung befassen. Genauer gesagt muss man praktische Erfahrungen hinsichtlich dieser tierärztlichen Tätigkeiten in Schlachtbetrieben sammeln. (§§ 55 – 58 der TAppV).

Auch bei behandelnden Tierärzten – also in der sogenannten kurativen Praxis oder in einer Tierklinik – sollen die Studierenden Erfahrungen sammeln. Dafür sind zwei Praktika vorgesehen (§§ 57 – 59 der TAppV): ein kürzeres (man nennt es das „kleine Praktikum") und ein längeres (man nennt es das „große Praktikum"). Frühestens nach dem Bestehen der Tierärztlichen Vorprüfung kann ein erstes mindestens vierwöchiges Praktikum in einer tierärztlichen Praxis oder einer Tierklinik abgeleistet werden, das als Studienleistung anerkannt wird. Niemand hindert Studierende daran, bereits während einer früheren Phase des Studiums ähnliche Praktika zu machen, aber diese werden eben nicht als Studienleistungen gewertet. Das „große Praktikum“ wird auch „zweiter Abschnitt der Ausbildung in der kurativen tierärztlichen Praxis“ genannt. Folglich muss man es später absolvieren. Es dauert mindestens 16 Wochen und ist überwiegend in einer oder mehreren Tierkliniken (maximal vier) abzuleisten. Es muss sich um einen geschlossenen Zeitraum handeln. Vorgesehen ist, dass man die neuerliche Erfahrung in einer Tierklinik einer veterinärmedizinischen Fakultät oder in einer anderen von der Tierärztekammer als Tierklinik anerkannten Einrichtung sammelt. Bevor es losgehen kann, muss man regelmäßig und erfolgreich an den Unterrichtsveranstaltungen im Fach Radiologie teilgenommen haben. Wohl damit man weiß, was beim Röntgen passiert und welche Gefahren dabei bestehen. Wie die Praktika in den Studienplan eingefügt werden, kann von Ausbildungsstätte zu Ausbildungsstätte etwas unterschiedlich sein. Die Tierärztliche Hochschule Hannover z. B. hat das „große Praktikum“ nun in das am Ende des Tiermedizinstudiums an dieser Hochschule liegende „Praktische Jahr“ integriert. Ein Großteil der Praktika wird daher an Kliniken der Hochschule absolviert werden.

Zum „großen Praktikum“ gehört auch das „Wahlpraktikum“ (§ 60 der TAppV). Es umfasst mindestens zwei und höchstens acht der 16 Wochen. Man kann es in einer Einrichtung absolvieren, die zu den folgenden Gruppen von Institutionen gehört: Universitätsinstitute mit naturwissenschaftlich-medizinischer Fachrichtung, naturwissenschaftlich-technische Forschungsanstalten des Bundes bzw. der Bundesländer, Veterinäruntersuchungseinrichtungen, Dienststellen der Veterinärverwaltung, staatliche oder staatlich geförderte Tiergesundheitsdienste und -ämter, Besamungsstationen, bestimmte Bereiche der pharmazeutischen Industrie, der Lebensmittelindustrie sowie der Futtermittelindustrie und wissenschaftlich geleitete zoologischen Gärten. Wahrscheinlich werden viele Studierende für das Wahlpraktikum künftig im Rahmen des „Praktischen Jahrs“ in Hochschuleinrichtungen gehen.

In einem weiteren Pflichtpraktikum mag es teilweise wieder um die Überwachung der Lebensmittelproduktion gehen. Denn 75 Stunden bzw. mindestens zwei Wochen lang soll man die Arbeit im öffentlichen Veterinärwesen kennenlernen (§§ 61 u. 62 der TAppV). In den Dienststellen der Veterinärverwaltung beschäftigt man sich aber auch mit der Tierseuchenbekämpfung und dem Tierschutz. Dort besteht zudem die Gelegenheit, sich Kenntnisse im Verwaltungs- und Ordnungsrecht sowie der Organisations- und Verwaltungskunde anzueignen. Wann das Ganze stattfinden soll, wird die tierärztliche Fakultät festlegen. Es ist davon auszugehen, dass dieses Praktikum künftig von den meisten Studierenden in dem am Ende des Studiums liegenden „Praktischen Jahr“ absolviert werden wird.

Schon für die Zulassung zu Prüfungen aus dem anatomisch-physiologischen Abschnitt der Tierärztlichen Prüfung (Physikum) ist nachzuweisen, dass man an einem mindestens zweiwöchigen von der Universität organisierten Kurs über Landwirtschaft, Tierzucht und Tierhaltung teilgenommen hat (§ 23 der TAppV). Diese Kurse finden auf landwirtschaftlichen Lehr- und Forschungsgütern statt. Zum Teil gehören diese zu den tierärztlichen Fakultäten. Kann man belegen, dass man eine landwirtschaftliche Lehre abgeschlossen hat oder ein mindestens vierwöchiges Praktikum in einem anerkannten Lehrbetrieb oder eine andere von der Universität anerkannte (landwirtschaftliche) Ausbildung absolviert hat, braucht man an dem von der Hochschule organisierten Kurs nicht teilzunehmen.

Für alle genannten Praktika gilt, dass die TAppV auch vorschreibt, in wievielen Stunden man praktische Erfahrungen sammeln soll. In zwei Wochen sollen es zum Beispiel 70 Arbeitsstunden sein. Eine mindestens 35 Stunden umfassende Arbeitswoche ist bei allen oben aufgeführten Praktika vorgesehen.

Zurzeit ist an den veterinärmedizinischen Bildungsstätten der Bundesrepublik Deutschland ein Studienbeginn für Erstsemester nur zum Wintersemester möglich. Falls keine Studienunterbrechung vorgenommen wird, keine Semester wiederholt werden müssen und größere Schwierigkeiten mit den Prüfungen nicht auftreten, kann sich zum Beispiel folgender Studienablauf ergeben:

i Möglicher Ablauf des Studiums (hier die hannoversche Variante)

Erstes Fachsemester (Wintersemester = WS)

Prüfungen in den „Vorphysikums-Fächern“ Physik und Zoologie

Zweites Fachsemester (Sommersemester = SS)

Prüfungen in den „Vorphysikums-Fächern“ Chemie und Botanik der Futter-, Gift- und Heilpflanzen

Drittes Fachsemester (WS)

In der vorlesungsfreien Zeit vor oder nach dem dritten Fachsemester: 14-tägiger Lehrgang über Landwirtschaft, Tierzucht und Tierhaltung. Nach dem dritten Fachsemester evtl. ein Teil der „Physikumsprüfungen“ (siehe unten)

⇨

Viertes Fachsemester (SS)

Spätestens nach dem vierten Fachsemester sind die (letzten) Prüfungen des Physikums zu bewältigen

Prüfungsfächer:

1. Anatomie
2. Histologie und Embryologie
3. Physiologie
4. Biochemie
5. Tierzucht und Genetik einschließlich Tierbeurteilung

Fünftes Fachsemester (WS)

In der vorlesungsfreien Zeit nach dem fünften Fachsemester evtl. erste Prüfungen aus dem Katalog der „Tierärztlichen Prüfung“ evtl. das vierwöchige Pflichtpraktikum in einer tierärztlichen Praxis oder Klinik

Sechstes Fachsemester (SS)

In der vorlesungsfreien Zeit nach dem sechsten Fachsemester einige Prüfungen aus dem Katalog der „Tierärztlichen Prüfung“:
evtl. das vierwöchige Pflichtpraktikum in einer tierärztlichen Praxis oder Klinik, evtl. zweiwöchiges „Hygiene-Pflichtpraktikum“

Siebtes Fachsemester (WS)

In der vorlesungsfreien Zeit nach dem siebten Fachsemester einige Prüfungen aus dem Katalog der „Tierärztlichen Prüfung“:
evtl. das vierwöchige Pflichtpraktikum in einer tierärztlichen Praxis oder Klinik, evtl. zweiwöchiges „Hygiene-Pflichtpraktikum“

Achtes Fachsemester (SS)

In der vorlesungsfreien Zeit nach dem achten Fachsemester einige Prüfungen aus dem Katalog der „Tierärztlichen Prüfung“

Neuntes Fachsemester (WS) und zehntes Fachsemester (SS) = „Praktisches Jahr“

Im „Praktischen Jahr“ viele Veranstaltungen in Kliniken der Hochschule in Form von Übungen, zudem Veranstaltungen im „Querschnittsfach Klinik“ und im „Querschnittsfach Lebensmittel“. (In den sogenannten Querschnittsveranstaltungen sollen klinische Fälle bzw. lebensmittelkundliche Themen aus den Blickwinkeln verschiedener tierärztlicher Disziplinen

⇨

betrachtet werden.) Außerdem während der beiden Semester und in der Zeit zwischen diesen Semestern „großes Praktikum“ in Kliniken der Hochschule (oder außerhalb) bzw. (teilweise) als „Wahlpraktikum“ in anderen Einrichtungen der Hochschule oder außeruniversitären tierärztlichen Institutionen. Zudem das „Schlachthofpraktikum“ und das „Praktikum im öffentlichen Veterinärwesen“.

Nach dem neunten und zehnten Fachsemester jeweils einige Prüfungen aus dem Katalog der „Tierärztlichen Prüfung“.

„Elftes Fachsemester“, in dem die letzten Prüfungen aus dem Katalog der Tierärztlichen Prüfung zu absolvieren sind.

Die Fakultäten in Berlin, Gießen, Leipzig und München sind noch mit der Neufassung ihrer Studienpläne befasst. Sie müssen dem der Tierärztlichen Hochschule Hannover z. B. hinsichtlich der Einrichtung eines „Praktischen Jahrs“ nicht folgen. Aber tendenziell werden sie es wohl ähnlich organisieren.

Die im Rahmen der Tierärztliche Prüfung abzulegenden Prüfungen müssen in der Zeit zwischen dem Beginn des fünften Fachsemesters und dem Ende der an das zehnte Fachsemester anschließenden letzten Prüfungszeit absolviert werden. In den folgenden Fächern sind Prüfungen abzulegen:

1. Tierhaltung und Tierhygiene
2. Tierschutz und Ethologie
3. Tierernährung
4. Klinische Propädeutik
5. Virologie
6. Bakteriologie und Mykologie
7. Parasitologie
8. Tierseuchenbekämpfung und Infektionsepidemiologie
9. Pharmakologie und Toxikologie
10. Arznei- und Betäubungsmittelrecht
11. Geflügelkrankheiten
12. Radiologie
13. Allgemeine Pathologie und Spezielle pathologische Anatomie und Histologie

⇨

14. Lebensmittelkunde einschließlich Lebensmittelhygiene
15. Fleischhygiene
16. Milchkunde
17. Reproduktionsmedizin
18. Innere Medizin
19. Chirurgie und Anästhesiologie
20. Gerichtliche Veterinärmedizin, Berufs- und Standesrecht

Gerät man während des Studiums durch Krankheit, Urlaubssemester, Prüfungsschwierigkeiten oder aus anderen Gründen einmal „aus dem Tritt", so kann man zum so genannten „Schräg- oder Querläufer" werden. Als solche werden jene Studenten bezeichnet, die gezwungen sind, das sechste vor dem fünften Semester oder das neunte Semester vor dem achten zu absolvieren usw. Dieser Zwang entsteht aus der Tatsache, dass die Veranstaltungen der geradzahligen Fachsemester nur im Sommer und die der ungeradzahligen nur im Winter angeboten werden.

Während des in der neuen TAppV angelegten „Praktischen Jahrs" soll den Studierenden durch Einbindung in die klinisch-praktische Arbeit eine „fundierte Startkompetenz" (so der Kommentar aus dem Bundesministerium für Gesundheit) vermittelt werden. Mit dieser Startkompetenz soll man nach dem Studium auf den freien tierärztlichen Arbeitsmarkt treten. Denn eine außeruniversitäre Pflichtassistentenzeit existiert im veterinärmedizinischen Ausbildungsgang nicht. Vor etlichen Jahren gab es eine solche Pflichtassistentenzeit, in der man sich seine ersten Sporen in der Praxis verdienen konnte und musste. Doch das ist lange her. In den letzten Jahrzehnten wurde immer wieder einmal über eine Pflichtassistentenzeit, die vor der Erteilung der vollen Berufszulassung läge, diskutiert. Die Verwirklichung einer solchen Idee ist aber heute so wenig aktuell wie in den letzten zwanzig Jahren. Die Bereitstellung einer genügenden Zahl von Pflichtassistentenplätzen wäre z. B. ein Problem und auch zu klären, wer die Gehälter der Pflichtassistenten zahlt. Will man in der tierärztlichen Praxis tätig werden, kann man das derzeit somit im Prinzip direkt nach Erhalt der behördlichen Berufszulassung (Approbation) in eigener Praxis tun. Aber einen solchen Schritt werden wohl die wenigsten wagen. In der Regel wird zunächst der Erwerb von klinischer Routine und Erfahrung in einem Angestelltenverhältnis geschehen.

Zurzeit kann direkt nach erfolgreichem Abschluss des Studiums die volle Berufszulassung (Approbation) beantragt werden. Neben dem Zeugnis der Tierärztlichen

Prüfung müssen einige weitere Unterlagen vorgelegt werden. Zum Beispiel eine ärztliche Bescheinigung, die attestiert, „dass der Antragsteller oder die Antragstellerin nicht in gesundheitlicher Hinsicht zur Ausübung des Berufs ungeeignet ist." (§ 63 der TAppV). Außerdem muss man sich dazu erklären, ob gegen einen ein gerichtliches Strafverfahren oder ein staatsanwaltliches Ermittlungsverfahren anhängig ist. Zudem muss man ein aktuelles amtliches Führungszeugnis beibringen. Die Zulassungsbehörde will sich also in puncto etwaiger Vorstrafen informieren. Auch die Staatszugehörigkeit spielt eine entscheidende Rolle. Für Personen, die keine deutsche Staatsangehörigkeit besitzen, gelten besondere Bestimmungen. Tierärzte aus Mitgliedstaaten der Europäischen Union erhalten auf Antrag die Approbation, wenn sie den Abschluss der tierärztlichen Ausbildung nachweisen und ein nicht zu bemängelndes amtliches Führungszeugnis vorlegen. Ausländer aus anderen Staaten und Staatenlose erhalten nur in bestimmten Einzelfällen die Berufszulassung. Mit einer „Erlaubnis zur vorübergehenden Ausübung des tierärztlichen Berufs" seitens der zuständigen Landesbehörde können sie im Lande befristet beruflich tätig werden. Übrigens: Aus Deutschland stammende Tierärzte erhalten in den anderen Ländern der EU ebenfalls auf Antrag die Berufserlaubnis.

2.1 Zeitliche Reglementierung des Studiums und deren Folgen

Die TAppV sieht inklusive der letzten Teile der Tierärztlichen Prüfung schon seit Jahrzehnten eine Regelstudienzeit von fünf Jahren und sechs Monaten vor. Diese Zeitvorgabe ist fachlich bzw. fachdidaktisch nur schwer zu akzeptieren. Denn selbst wenn der Fächerkanon nicht ständig erweitert wird, die möglichen Lehrinhalte der einzelnen Fächer werden laufend umfangreicher! Und das schlägt hier und da auf die Studierenden durch. Denn denen will die Mehrzahl der Dozenten ja wirklich tüchtig etwas beibringen. Oder man will in den Prüfungen zumindest das von den Maßstäben der Lehrenden abhängende Mindestniveau gewährleistet sehen. Manche Bildungspolitiker sähen trotzdem gerne noch Studienzeitverkürzungen. Weil das billiger wäre bzw. mehr Studienwillige durchgeschleust werden könnten. Und die deutschen Absolventen/-innen dann jünger wären. Was mancher sich wünscht. Gegen diese Überlegungen wehren sich die tiermedizinischen Bildungsstätten jedoch seit vielen Jahren mit Erfolg. Und nun auch gestärkt durch den Versuch einer europaweiten Harmonisierung der veterinärmedizinischen Ausbildung und somit auch deren Umfang. Will man an der Fakultät Platz für neue Lehrinhalte schaffen, muss man daher ans „Abspecken" einiger Fächer denken.

Der ab und an laut werdende Wunsch nach einer Verlängerung der Studienzeit wird schon deshalb nicht erfüllt, weil bei gleichbleibender Lehrkapazität der Hochschulen die Zahl der Studienplätze im Fach Tiermedizin sinken müsste. Der Zugang zum Studium würde nachdrängenden Studierwilligen noch länger versperrt bleiben. Der Andrang der überaus studierwilligen Abiturienten auf das Fach Tiermedizin ist aber ungebrochen. Das führt Jahr für Jahr zu einem harten Numerus clausus.

Wenn man das Studium diszipliniert und auf allen (Prüfungs-) Stufen stets mit prompten Erfolg durchzieht, dauert es also fünfeinhalb Jahre. Eine nicht unerhebliche Zahl von Studierenden der Tiermedizin unterbricht das Studium aber einmal für ein Semester. In einem solchen Fall kommt bereits eine Gesamtdauer des Studiums von sechs Jahren zu Stande. Manche der Studierenden machen in der Zeit der Studienunterbrechung zusätzliche Praktika, weil sie ein dringendes Bedürfnis nach praktischer berufsbezogener Tätigkeit haben. Viele Studenten der Veterinärmedizin berichten von der Steigerung ihrer Motivation zum Studium infolge von Praxiserfahrungen. Aber auch die schlichte Erholungsbedürftigkeit und der Drang in die Ferne treiben Studierende zu dem Entschluss, einmal ein Semester zu pausieren. Einige Studenten verbinden ein Praktikum im Ausland mit einer längeren Urlaubsreise.

Es besteht die Möglichkeit, ein „offizielles Urlaubssemester" einzulegen; dies muss bei der Leitung der Hochschule oder des Fachbereichs unter Angabe der Gründe beantragt werden. Gründe können zum Beispiel sein: vorübergehendes Studium an einer ausländischen tierärztlichen Fakultät, echte Studienpause, Kombination eines Praktikums in Übersee und einer längeren Reise, Schwangerschaft und Pause zwecks Betreuung eigenen Nachwuchses, Krankheit. Die jeweilige Fakultät kann die Zahl an Urlaubssemestern, die ein Studierender während des gesamten Studiums einlegen kann, begrenzen. Zum Beispiel auf vier Semester. Wenn man aber besondere Härte nachweist, (z. B. vorübergehende Verhinderung durch schwere Krankheit) wird wahrscheinlich auch eine Ausnahmeregelung möglich sein. Grundsätzlich gilt: Im Zweifel immer die Verwaltung oder auch besonders zuständige Professoren (wie Studiendekane) fragen!

Zum Teil wird aber auch einfach ein Semester zweimal belegt. Beispielsweise kann man nach „planmäßigem" Studium des siebten Fachsemesters nochmals das sechste Fachsemester belegen. Und erst danach Teile der Tierärztlichen Prüfung in Angriff nehmen, die man sonst ein halbes Jahr früher angegangen wäre. Zwangsläufig muss man danach auch zuerst das neunte Fachsemester und erst anschließend das achte Fachsemester studieren, da die Pflichtveranstaltungen des achten Fachsemesters nur jeweils im Sommersemester angeboten werden. Das Verfahren der erneuten Belegung eines bereits zuvor einmal belegten Fachsemesters empfiehlt sich nicht, wenn man vorübergehend zum Studium ins Ausland geht und dort erbrachte Studien- und Prüfungsleistungen später an der heimischen Fakultät so anerkannt bekommen will, dass man nicht zu einer Verlängerung des Studiums gezwungen ist. Im Zweifel: Mit der zuständigen Stelle der Hochschulverwaltung über den Fall sprechen. Es geht ja nur darum, die von der TAppV gebotenen Möglichkeiten im eigenen Fall so geschickt bzw. sinnvoll zu nutzen, wie es geht.

Zu beachten ist auch, dass bei einer zweimaligen Belegung desselben Fachsemesters die BAföG-Zahlungen zunächst weiter erfolgen, aber infolgedessen in den letzten Monaten des Studiums ausbleiben. Während die Zahlungen bei einem „offiziellen" Urlaubssemester unterbrochen werden, dafür dann aber auch am Ende des Studiums nicht fehlen.

Außerdem ist zu bedenken, dass in der TAppV zum Teil zwischen zwei Prüfungsabschnitten auch zeitliche Maximalabstände festgelegt sind. Zum Beispiel dürfen zwischen dem bestandenen Vorphysikum und der Anmeldung zum Physikum höchstens eineinhalb Jahre (man kann auch drei Semester sagen) liegen. Zwei Semester braucht man aber schon mindestens, um bescheinigt zu bekommen, dass man die vor dem Physikum zu absolvierenden Lehrveranstaltungen alle regelmäßig und mit Erfolg besucht hat. Überschreitet man die gewährte Maximalzeit, muss man das Studium möglicherweise endgültig abbrechen. Ausnahmegenehmigungen sind zwar möglich, müssen aber für jeden Einzelfall bei der zuständigen Behörde (unter Umständen nicht die Hochschulverwaltung, sondern ein zuständiges Landesministerium) beantragt werden! Es kann ja z. B. an einer erkrankungsbedingten Auszeit liegen, dass man den Fahrplan nicht einhalten konnte. Früher gab es entsprechende Regelungen für die zeitlichen Abstände zwischen dem ersten, zweiten und dritten Teil der Tierärztlichen Prüfung. Da die Tierärztliche Prüfung durch die neue TAppV nicht mehr so eingeteilt ist, muss man abwarten, wie die Fakultäten nun mit Studierenden umgehen, die deutlich mehr als die Mindeststudienzeit benötigen, um die Hürden des Studiums zu nehmen. Mag sein, dass man seitens einiger der beteiligten Ministerien in dem Zusammenhang an die Druckwirkung von Studiengebühren gedacht hat. Insbesondere an die von erhöhten Gebühren, die fällig werden, wenn man die Regelstudienzeit überschritten hat. Die diesbezüglichen Regelungen sind von Bundesland zu Bundesland verschieden und können sich jährlich ändern. Es kann sich lohnen, gegebenfalls die aktuell geltende Regelung in Erfahrung zu bringen.

Das Studium der Tiermedizin ist insgesamt (wie alle medizinischen Studiengänge) extrem „verschult“. Damit wird umschrieben, dass die Studierenden einen fertigen Stundenplan für das jeweilige Fachsemester ausgehändigt bekommen und mit der Bewältigung des vorgeschriebenen Pflichtprogramms alle Hände voll zu tun haben. Von einem selbst bestimmten Studium kann kaum die Rede sein. Am ehesten noch bei der Wahl von Veranstaltungen aus dem Angebot der Wahlpflichtveranstaltungen und beim Setzen von Schwerpunkten im „Praktischen Jahr“. Der enge zeitliche Rahmen für das gesamte Studienprogramm führt zu hohen Wochenstundenzahlen in fast allen Semestern. Laut neuer TAppV soll die Gesamtzahl der Stunden der Pflichtlehr- und Wahlpflichtveranstaltungen – ausgenommen während der klinischen Ausbildung und während der Praktika – in einer Woche durchschnittlich 30 betragen. 30 Stunden sind jedoch schon ein strammes Pensum.

Hinzu kommen schließlich Vorbereitung und Nachbereitung in Form von Literaturstudium zu Hause. Oder das Schreiben von Berichten. Die meisten Studenten gehen daher nach einer Eingewöhnungszeit dazu über, nicht mehr alle Pflichtveranstaltungen zu besuchen und sich das entsprechende Wissen spätestens zur jeweiligen Prüfung aus dem Schrifttum (insb. Lehrbücher) anzueignen. Wie dieser Umgang mit „Pflichtlehrveranstaltungen“ zu erklären ist, wird im folgenden Kapitel an einem Beispiel erklärt. Zum Trost sei darauf hingewiesen, dass zurzeit fast alle Studenten das Studium letztlich erfolgreich abschließen. Wer aussteigt, tut dies in aller Regel früh. Das ist sinnvoll!

Der Umfang der zu vermittelnden Fachkenntnisse wächst ständig. Dies bringt der naturwissenschaftliche und tiermedizinische Forschungsfortschritt mit sich. Es ist schwierig, dem mit den Lehrveranstaltungen im gesetzten Zeitrahmen gerecht zu werden. Vor allem aber ist es ein Problem für die tiermedizinischen Fakultäten, eine gute praktische Ausbildung zu gewährleisten. Es ist leicht einsehbar, dass die Durchführung guter praktischer Übungen, wie chemischer Experimente oder erste Gehversuche in der Chirurgie, viel mehr Betreuung, Materialaufwand, Räumlichkeiten etc. voraussetzt als die Abhaltung einer Vorlesung, für die ein großer Hörsaal und ein Dozent „genügen“.

Wegen des großen Andrangs auf die Studienplätze sind die veterinärmedizinischen Bildungsstätten von den Bildungspolitikern bzw. der Gerichtsbarkeit schon vor Jahren gezwungen worden, möglichst viele Studenten aufzunehmen. Dies war sicher im Interesse der Bewerber aus den geburtenstarken Jahrgängen. Aber es war nicht unbedingt förderlich für eine intensive Betreuung der Studierenden durch ihre Ausbilder. Auch gegenwärtig werden die tiermedizinischen Fakultäten bzw. die

Tierärztliche Hochschule immer mal wieder per Gerichtsverfahren, die abgelehnte Bewerber initiieren, gezwungen, weitere Studenten aufzunehmen. In den Gerichtsverfahren geht es stets um die Frage, ob die betreffende veterinärmedizinische Bildungsstätte eine noch nicht vollständig ausgereizte Lehrkapazität hat.

Schon vor Jahren blieb bei steigender Studentenzahl die personelle und materielle Ausstattung der tiermedizinischen Ausbildungsstätten weitgehend gleich. Dann gab es diverse Runden von Haushaltskürzungen einerseits und weiterhin hohe Zahlen von Studierenden andererseits. Unter solchen Bedingungen war und ist es für die Ausbildungsstätten schwer, ein hohes Ausbildungsniveau zu gewährleisten. Was nicht heißt, das da und dort nicht eine Klinik oder ein Institut neu gebaut wird oder Gerätschaften neu beschafft werden. Die Lage in der Lehre ist trotzdem chronisch schwierig. Ob die eine oder andere Fakultät nun durch den Einsatz eventuell eingenommener Studiengebühren die Lage nennenswert positiv beeinflussen kann, bleibt abzuwarten. Die entstandenen Probleme waren in den vergangenen Jahren stets für alle Studierenden der Tiermedizin täglich erfahrbar. Dies begann mit überfüllten Hörsälen und ging bis zu Übungen, die Vorlesungscharakter annahmen. Seitens der Studierenden hörte man häufig Klagen über mangelnde praktische Ausbildung und die Forderung nach effektiveren Lehrveranstaltungen in kleineren Gruppen, d.h. in Seminarform o.Ä. Immerhin muss man fairerweise festhalten: Die Fakultäten bemühen sich darum, im Rahmen ihrer Möglichkeiten solche Veranstaltungen anzubieten. Und man bemüht sich in den letzten Jahren auch verstärkt um die Ausrichtung der Unterrichtsinhalte der zum vorklinischen Studium gehörenden Fächer an den Erfordernissen der späteren Berufspraxis sowie um fächerübergreifenden Unterricht im Rahmen der „Querschnittsveranstaltungen“.

Trotz aller Kritik an der Ausbildungssituation gibt es auch Stimmen, die den heutigen Absolventen des Studiums der Tiermedizin in Deutschland gute Qualifikationen zusprechen! Besonders hinsichtlich der so genannten theoretischen Kenntnisse. Nachdem die ersten Absolventen auf den Arbeitsmarkt treten, die ihr Studium nach der neuen TAppV und somit auch ein „Praktisches Jahr“ absolviert haben, wird sich zeigen, ob dann auch die durchschnittliche berufspraktische Anfangsqualifikation mehr gelobt wird als in der jüngeren Vergangenheit.

Studienplan:
Es war keine aktuelle Darstellung eines Studienplans (wie auf den Seiten 146–155 der 6. Auflage abgedruckt) zu bekommen. Die Umsetzung der neuen TAppV ist ja noch im Gange. Die tierärztlichen Fakultäten müssen daher noch an ihren (Stunden-)Plänen arbeiten.

Die Fakultäten in Berlin, Gießen, Leipzig und München noch ganz besonders, da sie die neue TAppV noch gar nicht umgesetzt haben. Diese Fakultäten werden das erst ab dem Wintersemester 2007/2008 tun! Aber auch an der TiHo-Hannover „bastelt“ man noch. Die Übergangszeit ist zudem besonders schwierig. Also die Zeit, in der einerseits noch Lehrveranstaltungen und Prüfungen für Studierende, die nach der alten TAppO studieren, organisiert werden müssen, für dieselbe Zeit aber auch das Programm für jene, die bereits nach der neuene TAppV studieren, aufgestellt werden muss.

Die knappere Darstellung von „Planmäßiger Ablauf des Studiums“ auf einer der ersten Seiten des Kapitels „Aufbau des Studiums“ mag nun aber auch nicht mehr ganz befriedigen. Denn es ist nun weniger klar, nach welchem Fachsemester in welchen Fächern geprüft werden soll. Das gilt insbesondere für den klinischen Abschnitt des Studiums. Den Prüfungen in den einzelnen Fächern müssen selbstverständlich jeweils die zugehörigen Lehrveranstaltungen vorangehen. Nachdem man nun erst das 1. und 2. sowie das 5. und 6. Fachsemster nach der neuen TAppV organisiert hat, ist noch nicht klar (bzw. noch nicht für mich zugänglich dokumentiert), in welchem der anderen Fachsemester welche Veranstaltungen stattfinden werden. Und es mag diesbezüglich auch von Fakultät zu Fakultät noch Unterschiede geben. Vielleicht sollte man einfach darauf hinweisen, dass man sich bei Interesse die Stundenpläne der einzelnen Fachsemester (zumindest der jeweils laufenden Winter- bzw. Sommer-Fachsemester auf den Webseiten der tierärztlichen Fakultäten) ansehen kann.

2.2 Die ersten Semester

Die für die Studienbewerber besonders interessanten ersten beiden Fachsemester werden nachfolgend anhand von Stundenplanbeispielen, die von der Tierärztlichen Hochschule Hannover stammen, detailliert dargestellt. Diese Stundenpläne machen klar, dass allen, die durch den Umgang mit Tieren zum Studium der Tiermedizin motiviert wurden und ihn auch in diesem Studium erwarten, eine lange Durststrecke bevorsteht. Denn der direkte Kontakt mit dem lebenden Tier findet im Rahmen des Studiums fast ausschließlich in den zum klinischen Ausbildungsabschnitt gehörenden Fachsemestern statt.

Die in den Stundenplänen (siehe Seiten171 f.) genannten Vorlesungen und Übungen sind so genannte Pflichtveranstaltungen, d.h. es besteht laut TAppV für den Studierenden die Pflicht, diese Veranstaltung zu belegen. Belegt wird eine Veranstaltung, indem man sich vor Beginn des Semesters für diese Veranstaltung anmeldet. Das ist eine Formalie. Eine Anwesenheitskontrolle findet nur bei den Übungen statt. Die TAppV verlangt vom Studierenden den Nachweis der regelmäßigen und erfolgreichen Teilnahme an den Übungen bzw. Praktika. Damit die Ausbildungsstätte diese bescheinigen kann, kontrolliert sie entsprechend. Die Zahlen hinter den „x"-Zeichen sind lediglich die EDV-Kennziffern, mit denen die entsprechende Veranstaltung im Vorlesungsverzeichnis der Hochschule versehen ist.

Die der jeweiligen Ausbildungsstätte zur Verfügung stehenden Räumlichkeiten erlauben oft nicht die zeitgleiche Durchführung der seitens der TAppV vorgeschriebenen Übungen für alle Studierenden eines Semesters. Auch die personelle Betreuung der Studierenden wäre in solchen Veranstaltungen oft nicht zu gewährleisten. Ursprünglich waren die Ausbildungsstätten eben für niedrigere Studentenzahlen ausgelegt als heute zu bewältigen sind. Daher werden die meisten Übungen in Gruppen durchgeführt. An der Tierärztlichen Hochschule Hannover werden die Studierenden des ersten Studienjahrs für die Übungen im Fach Anatomie z. B. in die Gruppen A bis F eingeteilt und müssen dann natürlich auch nur die für ihre Gruppe angegebenen Übungen besuchen. Gruppen dieser Art bestehen aus ca. 40 Studierenden.

Einen inhaltlichen Schwerpunkt der beiden ersten Fachsemester bilden die so genannten naturwissenschaftlichen Grundlagenfächer Chemie, Physik, Zoologie und Botanik. Hinzu kommen vorallem noch Veranstaltungen in den Fächern Anatomie und Histologie, in denen es um den Bau des Körpers geht. Zudem einige Vorlesungen zu den Themengebieten Tierhaltung, Ethologie (Verhaltenskunde) und Landwirtschaft. Das Programm wird im ersten Semester durch Terminologie (Pflicht für jene, die kein Latinum vorzuweisen haben) und Geschichte der Veterinärmedizin komplettiert.

Im zweiten Semester stehen noch Physiologie und Biochemie im Stundenplan. Bei diesen Fächern geht es um die normalen Funktionsweisen des Tierkörpers. Spätestens nach dem zweiten Semester wird im Rahmen des Vorphysikums geprüft, ob die Studierenden im erwarteten Umfang Kenntnisse über die Inhalte der zuerst erwähnten vier naturwissenschaftlichen Grundlagenfächer erworben haben. In den genannten Fächern können neben Vorlesungen auch Pflichtübungen oder Pflichtseminare stattfinden. Der jeweiligen tiermedizinischen Fakultät ist da Spielraum gegeben. Ebenso bei der genauen Terminierung der Prüfungen. An der Tierärztlichen Hochschule Hannover z. B. wurden die Absolventen des ersten Semesters im Winter bereits zu den Prüfungen in Physik und Zoologie geladen. Nach dem zweiten Semester, im Sommer 2007, stehen für diese Studierenden somit noch die Prüfungen in Chemie und Botanik auf dem Programm.

Dass die Dozenten in den Vorlesungen Themen aus ihren jeweiligen Fachgebieten darlegen, liegt auf der Hand. Zu den Praktika mögen hier einige Hinweise nützlich sein:
Im chemischen Praktikum müssen Versuche aus dem Fachgebiet der Anorganik und der Organik nach Vorschrift durchgeführt werden. Dazu sind Protokolle anzufertigen und zu erläutern. Für Studierende, die einen Chemieleistungskurs absolviert haben, fachlich kaum ein größeres Problem. Die anderen kommen schon mal ins Schwitzen. Man muss sich mittels Vorlesungsbesuch oder Bücherstudium thematisch vorbereiten. Kleine Prüfungsgespräche oder auch schriftliche Tests gehören gewöhnlich zum Programm. Die Übungen sind nicht immer gut organisiert. Wenn organisatorische Mängel bestehen, verursachen diese unter Umständen die Hauptschwierigkeiten. Der inhaltliche Bezug der Experimente zum tiermedizinischen Berufsfeld ist nicht immer allen klar. Man soll halt chemische Grundkenntnisse und -erfahrungen erwerben. Das Hauptproblem ist: viel Lehrstoff in wenig Zeit.

Im Physikpraktikum werden diverse Versuche aus den Bereichen Optik, Akustik, Elektrik, Mechanik usw. gemacht. Auch hier sind Protokolle anzufertigen und kleine Prüfungsgespräche oder schriftliche Tests zu bewältigen. Manches Experiment könnte in der Schule eher im Physikunterricht der Mittelstufe als in der Oberstufe vorkommen. Kenntnisse aus dem schulischen Physikunterricht lassen einen die Sache leichter verdauen. Tiermediziner untersuchen oder behandeln häufig mit physikalischen Methoden. Daher besteht durchaus ein Bezug zum Fach Physik, der im günstigen Fall im Programm der Praktika auch deutlich wird. Auch in diesem Fall gilt: Die Stoffmenge kann am ehesten zum Problem werden.

Im Praktikum der Zoologie wird vorzugsweise seziert und gezeichnet. Vom Wurm bis zur Maus wird manches für die Ausbildung geopfert und detailliert betrachtet. Mit und ohne Lupe bzw. Mikroskop. Grundsätzliche Prinzipien der Funktion des tierischen Organismus, die sich in dessen Aufbau bei den verschiedenen Arten in variantenreicher Form zeigen, kann man hier durch Anschauung vertieft begreifen. Die Details – zum Beispiel der Anatomie einer Schnecke – werden aber nicht allen Studierenden dauerhaft in Erinnerung bleiben. Gleichwohl sind sie zunächst prüfungsrelevant. Und das Lernen der vielen wissenschaftlichen Namen kann Mühe machen.

In einem botanischen Praktikum kann man sich verschiedene Futter-, Heil- und Giftpflanzen anschauen, sie bestimmen, zerlegen, mikroskopisch untersuchen usw. Es mag später im Beruf durchaus nützlich sein, diese oder jene Pflanze zu kennen. Stressige botanische Praktika wären ungewöhnlich! Tests, in denen man z. B. viele lateinische Namen von Pflanzen parat haben und diese Pflanzen korrekt zuordnen können muss, stehen möglicherweise im Programm, dessen Bewältigung Voraussetzung für die Bestätigung der erfolgreichen Teilnahme an den Unterrichtsveranstaltungen in diesem Fach ist.

Die in den Veranstaltungen und in den Prüfungen gestellten Anforderungen sind von Fach zu Fach, von Hochschulort zu Hochschulort und von Professor zu Professor unterschiedlich. Die Verschiedenheit der Ansprüche der einzelnen Professoren ist durch die „Freiheit der Lehre", die den Dozenten im Rahmen der zu erfüllenden Lehraufgaben durch das Hochschulrahmengesetz und gar durch das Grundgesetz garantiert ist, juristisch legitimiert.

Vorkenntnisse in den naturwissenschaftlichen Fächern sind zwar nicht zwingend notwendig, auf jeden Fall erleichtern sie aber den Einstieg in das Studium. Dies sollten alle bedenken, die schon in den Jahren vor dem Abitur an eine Bewerbung um einen Studienplatz an einer tiermedizinischen Fakultät denken. Denn wer sich in der gymnasialen Oberstufe im Hinblick auf einen möglichst guten Abiturnotendurchschnitt (und damit eine gute Position im Wettbewerb um die Studienplätze) für nichtnaturwissenschaftliche Fächer entscheidet, in denen er leichter gute Noten erzielen zu können glaubt, mag später etwas bedauern, die naturwissenschaftlichen Fächer vernachlässigt zu haben. Man sollte bei einem Interesse am Tiermedizinstudium auch bedenken, dass fast jeder Studienanfänger anlässlich der Aufnahme des Studiums in eine neue Umgebung umziehen muss. Und da braucht man auch Energie, um sich in der neuen Lebenslage zurechtzufinden. Auch daher wird man froh sein, wenn man dank vorhandener Vorkenntnisse, die ein geringeres zeitliches Engagement für das eine oder andere grundlegende naturwissenschaftliche Studienfach erlauben, Freiraum gewinnt.

Eine besonders interessante Möglichkeit, sich in den ersten Semestern zu entlasten, bietet die so genannte Freischussregelung. In der Approbationsverordnung (§ 20 Abs. 2) wird es den Ausbildungsstätten freigestellt, den Studierenden der Tiermedizin innerhalb des ersten Monats nach Beginn des ersten Studiensemesters eine mündliche Prüfung anzubieten, in der die Studierenden ausreichende Kenntnisse in den Fächern Physik, Chemie, Zoologie und Botanik nachweisen können. Gelingt einem Studierenden dieser Nachweis in einem Fach oder auch in mehreren Fächern, so braucht er die Veranstaltungen des betreffenden Fachs bzw. der betreffenden Fächer nicht mehr zu besuchen. Gute Ergebnisse solcher am Studienanfang durchgeführter Prüfungen werden zudem wie im Vorphysikum erzielte Prüfungsergebnisse gewertet. Stellt man sich gleich am Studienanfang (im ersten Monat) einer Prüfung in einem der genannten Fächer, hat in dieser aber keinen Erfolg, ist das auch nicht schlimm. Denn dann wird die Prüfung einfach als nicht abgelegt betrachtet. Daher der Begriff Freischussregelung.

Es ist den Fakultäten freigestellt, den Freischuss anzubieten. Es mag ihnen nicht ganz leicht fallen, denn sie sind in den ersten Semesterwochen noch mit dem letzten Nachrückverfahren beschäftigt und evtl. auch mit Klagen von abgelehnten Studienbewerbern. Bisher wurde die Freischussregelung kaum oder (je nach Fakultät) gar nicht genutzt.

Zusätzlich zu den Veranstaltungen in den naturwissenschaftlichen Grundlagenfächern finden – wie bereits erwähnt – in den ersten beiden Semestern Veranstaltungen in Fächern statt, in denen die Studierenden erst während des zweiten Studienjahrs bzw. nach diesem geprüft werden (Anatomie, Gewebelehre (Histologie) und Tierhaltung). Schließlich gibt es noch Lehrveranstaltungen über Tierhaltung und Ethologie (Lehre vom [Tier-]Verhalten). Deren Inhalte sind erst Gegenstand der Tierärztlichen Prüfung, also frühestens im dritten Studienjahr prüfungsrelevant. Aber man sollte ja möglichst nicht immer nur an die nächsten Prüfungen denken. Wenn Zeit und Energie es erlauben, ist ein Besuch der Vorlesungen in den beiden genannten Fächern auch ohne Gedanken an spätere Prüfungen durchaus zu erwägen. Die Fächer können interessant sein und die Beschäftigung mit ihnen in den ersten Semestern zur Motivation beitragen. Das gilt auch für das Fach Landwirtschaft und die Veranstaltungen mit dem Namen Berufsfelderkundung, in denen das Spektrum der tierärztlichen Tätigkeiten präsentiert wird.

Zu den Veranstaltungen im Fach Anatomie gehören die Präparierkurse. In diesen lernt man den Aufbau des Tierkörpers dadurch besser kennen, dass man sich mit Skalpell, Schere und Pinzette an Körpern toter Tiere zu schaffen macht, um z.B. einzelne Muskeln, Sehnen, Nerven oder Blutgefäße freizulegen. Man muss sich mit verschiedenen Tierarten (in erster Linie Hund, Katze, Schwein, Schaf, Rind, Pferd und Huhn) beschäftigen und sich mit den Ähnlichkeiten und Unterschieden hinsichtlich des Körperbaus der verschiedenen Arten auseinandersetzen.

Auch in der Histologie gibt es Übungen. In der Regel werden im Mikroskopiersaal von den Lehrkräften Gewebeschnitte mittels moderner Projektionstechniken vorgeführt und dann erläutert. Die Studierenden haben dann die Aufgabe, sich an ihrem Arbeitsplatz, an dem sich ein Mikroskop befindet, auch mit solchen Gewebeschnitten zu befassen und in ihren Gewebepräparaten die erklärten Strukturen zu finden und sich deren Aussehen einzuprägen.

Eine Anmerkung zu der im Stundenplan des ersten Fachsemesters vorgesehenen Veranstaltung Tiermedizinische Terminologie: Die TAppV sieht den Nachweis des Kleinen Latinums oder andere Nachweise über Latein- oder auch Griechischkenntnisse, die von der Kultusministerkonferenz vom 26.10.1979 als vergleichbar eingestuft wurden, oder aber die erfolgreiche Teilnahme an dieser Hochschullehrveranstaltung Tiermedizinische Terminologie als Voraussetzung für die Zulassung zum Physikum vor. Für Nichtlateiner sei gesagt: Daran ist meines Wissens noch niemand gescheitert.

Neben den Pflichtveranstaltungen gibt es noch die Wahlpflichtveranstaltungen. Im ersten Studienjahr kommt in erster Linie der Besuch von Wahlpflichtveranstaltungen in Betracht, die von jenen Fächern angeboten werden, zu denen es nach dem zweiten Studienjahr Prüfungen gibt. Dies sind die Fächer Anatomie, Histologie, Embryologie, Physiologie und Biochemie. Bei der Anmeldung zum Physikum ist nachzuweisen, dass man 84 Stunden in Wahlpflichtveranstaltungen absolviert hat. Zum Besuch solcher Veranstaltungen besteht in den gesamten ersten beiden Studienjahren Gelegenheit.

Außerdem kann man noch andere Wahlpflichtveranstaltungen zu den unterschiedlichsten angebotenen Themen besuchen. Die Palette mag von der Beschäftigung mit molekularbiologischen Methoden über ein Kolloquium über Fischkrankheiten bis zur Einführung in die Nutzung des Internets für Recherchen zu tiermedizinischen Themen reichen. Es kann aber auch vorkommen, dass kaum Auswahlmöglichkeiten bestehen. Die Hochschulen haben diesbezüglich freie Hand. Bei den Wahlpflichtveranstaltungen kann es sich um Vorlesungen, Übungen und Seminare handeln. Die an der jeweiligen Veranstaltung intereressierten Studierenden können sich in Listen für die Veranstaltungen eintragen. Das kann inzwischen auch via Internet geschehen. Übersteigt der Ansturm auf eine Veranstaltung die Zahl der angebotenen Plätze, kann gelten: Wer zuerst kommt, mahlt zuerst. Mit etwas Glück wird man seine Wahl nach eigenen Interessenschwerpunkten treffen können. Welche Inhalte die Wahlpflichtveranstaltungen haben, liegt in der Verantwortung der Lehrenden, die sie anbieten (müssen). Die mögen für die Wahl der Themen verschiedene Motive haben. Zum Beispiel: Was macht am wenigsten zusätzliche Arbeit? Was finde ich selbst besonders interessant? Welches Thema sollte man den Studierenden unbedingt einmal zusätzlich anbieten? Welcher prüfungsrelevante Stoff, der mangels Zeit nicht in der Pflichtlehrveranstaltung des Faches behandelt wird, kann in einer fast konkurrenzlos angebotenen „Wahlpflichtveranstaltung“ bearbeitet werden? Woran haben die Studierenden in den letzten Jahren besonderes Interesse gezeigt?

Beispiel eines Veranstaltungsplans für das erste Fachsemester (Das Beispiel stammt von der Tierärztlichen Hochschule Hannover, Wintersemester 2006/2007)

Winterstudienhalbjahr 2006/2007
I. Studienjahr - 1. Semester

Stunden	Montag	Dienstag	Mittwoch	Donnerstag	Freitag
8 - 9	x 0006 (V) **Einführung in die Chem. Übungen I *** *Hörsaal Physiol. Institut*	x 0001 (V) **Anorgan. u. Bio-anorgan. Chemie** *Hörsaal Physiol. Institut*	x 0016 (V/GV) **Berufsfelderkundung I + Übungen** (Tiermed. Terminolog.) *Museumsgebäude*	x 0014 (V) **Physik** *Hörsaal Physiol. Institut*	x 0216 (V) **Tierhaltung** *Alte Heizzentrale*
9 – 10	x 0002 (GV) **Chemische Übungen I *** Grp. B + E2	x 0014 (V) **Physik** *Hörsaal Physiol. Inst* (1.-3. Wo.)	x 0040 (V) **Anatomie I** Gruppen A - C (9 - 10 Uhr) Gruppen D – F (10 - 11 Uhr) *Hörsaal Anatom. Institut*	x 0041 (GV) **Anatomische Präparierübungen I** Gruppen A - F (9 - 12 Uhr) *Präpariersäle Anatom. Institut*	
10 - 11	x 0031 (V/GV) **Spez. Zoologie** u. **Zool. Übungen** Grp. A, C, E3 ** Lehrgebäude II	x 0013 (GV) **Physikalisches Praktikum ***** *(4.-14. Woche)*			x 0218 (V) **Ethologie** *Aula*
11 - 12	x 0002 (GV) **Chemische Übungen I *** Grp. D + E4	x 0030 (V) **Allg. Zoologie** *Aula.*	x 0041 (GV) **Anatomische Präparierübungen I** Gruppen A – C (10 - 12 Uhr) Gruppen D – F (9 - 10 und 11 - 12 Uhr) *Präpariersäle Anatom. Institut*		x 0014 (V) **Physik** *Hörsaal Physiol. Institut*
12 - 13			x 0001 (V) **Anorg. und Bioanorg. Chemie** *Hörsaal Physiol. Institut*	x 0018 (V) **Berufsfeld-erkundung II** (Geschichte der Veterinärmedizin) *Museumsgebäude*	
13 - 14					
14 - 15	x 0001 (V) **Anorgan. u. Bio-anorgische Chemie** *Hörsaal Physio. Inst.*	x 0002 (GV) **Chemische Übungen I *** Grp. A + E1	**Wahlpflicht-veranstaltungen (WP)**	x 0038 (V) **Landwirtschaft** *Hörsaal Physiol. Inst.*	x 0031 (V/GV) **Spez. Zoologie** und **Zool. Übungen** Grp. B, D, E4 ** Lehrgebäude II
15 - 16	x 0002 (GV) **Chemische Übungen I *** Grp. C + E3 x 0031 (V/GV) **Spez. Zool.** und **Zoologische Übungen** Grp. E1, E2, E5, F ** Lehrgebäude II		**(WP)**		x 0013 (GV) **Physikalisches Praktikum ***** (14. Woche)
16 - 17		x 0002 (GV) **Chemische Übungen I *** Grp. F + E5	**(WP)**	x 0020 (V) **Allg. Botanik** *Hörsaal Physiol. Inst.*	
17 - 18			**(WP)**		**(WP)**
18 - 19			**(WP)**		**(WP)**

x = Obligatorische Veranstaltungen
V = Vorlesungen
GV = Gruppenveranstaltungen (Übungen, Seminare)
WP = Wahlpflichtveranstaltungen mindestens **2 h/Woche = 28 h/Semester Spezielle Wahlpflicht**, d. h. in Fächern des naturwissenschaftlichen und anatomisch physiologischen Abschnitts der Tierärztlichen Prüfung; Themen und Termine siehe besondere Bekanntmachungen
* = **Chemische Übungen** und **Einführung in Übg.** an **6** Terminen (=**18 h, plus 1 h** Kolloquium – **19 h**/Semester; siehe Kursplan)
Physikalische Praktikum an **4** Terminen (=**8 h**/Sem.); siehe Kursplan des Instituts!
** = 5.-14. Woche (oder 1.-10. Woche); siehe Kursplan des Instituts!
*** insgesamt 8 h/Semester; Gruppeneinteilung und Termine siehe Kursplan!!

Beispiel eines Veranstaltungsplans für das zweite Fachsemester (Das Beispiel stammt von der Tierärztlichen Hochschule Hannover, Sommersemester 2007)

I. Studienjahr - 2. Semester

Stunden	Montag	Dienstag	Mittwoch	Donnerstag	Freitag
8 - 9	x 0503 (V) **Einführung in die Chem. Übungen II *** *Hörsaal Physiol. Institut*	x 0501 (V) **Organ. Chemie** *Hörsaal Physiologisches Institut*	x 0562 (V) **Physiologie I** *Hörsaal Physiol. Institut*	x 0711 (V) **Ethologie** *Hörsaal Physiol. Inst.*	x 0572 (V) **Biochemie I** *Bayer-Hörsaal Ab 2008:Hörsaal Physiologisches Institut*
9 - 10	x 0562 (V) **Physiologie I** *Hörsaal Physiologisches Institut*			x 0572 (V) **Biochemie I** *Hörsaal Physiologisches Institut*	x 0540 (V) **Anatomie II** Gruppen B, C, D (7.-14. Woche) *Hörsaal Anatomie*
10 - 11		x 0563 (GV) **Physiologische/ ernährungsphysiol. Übungen I ***** Grp. A+B	x 0538 (V/GV) **Berufsfelderkundung III (Berufskunde)** *Hörsaal Museumsgebäude*	x 0563 **Physiologische/ ernährungsphysiol. Übungen I ***** Grp. C+D	x 0563 **Physiologische/ ernährungsphysiol. Übungen I ***** Grp. E+F
11 - 12	x 0540 (V/GV) **Anatomie II** Gruppen B, D, F *Hörsaal Anatomie u. Präparier-Säle* x 0502 **Chemische Übungen *** Gruppen A+E1	x 0542 (V/GV) **Histologie I** Grp. D,E,F 1. -12. Woche *Gr. Kurssaal Inst. f. Pathologie*	x 0540 (V/GV) **Anatomie II** Gruppen A, C, E *Hörsaal Anatomie u. Präpariersäle*		
12 - 13				x 0540 (V) **Anatomie II** (7.-14. Woche) Gruppen A, E, F *Hörsaal Anatomie*	
13 - 14					
14 - 15	x 0572(V) **Biochemie I** *Hörsaal Physiol. Inst*	x 0542(V/GV) **Histologie I** Grp. A, B, C 1.-12. Woche *Gr. Kurssaal Inst. f. Pathol.*	**Wahlpflicht-veranstaltungen (WP)**	x 0502 (GV) **Chem. Übungen II *** Gruppen B + E2 *Übungssaal Zentr. f. Chemische Anaytik*	x 0502 (GV) **Chemische Übungen *** Gruppen F + E5
15 - 16	x 0574(GV) **Biochemische Übungen I** (insges. 14 h; findet als Block statt. Beachte Aushang!) x 0502 **Chemische Übungen *** Gruppen D+E4	x 0520 (V/GV) **Spezielle Botanik für Tierärzte **** Gruppen D, E, F *Hörsaal Museumsgebäude* (Beachte Aushänge des Instituts)			x 0520 (V/GV) **Spezielle Botanik für Tierärzte **** Gruppen A ,B, C *Hörsaal Museumsgebäude* (Beachte Aushänge des Instituts)
16 - 17			**(WP)**	x 0502 (GV) **Chem. Übungen II *** Gruppen C + E3 *Übungssaal Zentr. f. Chem. Analytik*	
17 - 18			**(WP)**		**(WP)**
18 - 19			**(WP)**		**(WP)**

x = Obligatorische Veranstaltungen
V = Vorlesungen
GV = Gruppenveranstaltungen (Übungen, Seminare)
WP = Wahlpflichtveranstaltungen mind. **2 h/Woche = 28 h/Semester (davon 1 h = 14 h Spezielle Wahlpflicht**, d.h. in Fächern des naturwissenschaftl. u. anatomisch-physiologischen Abschnitts der Tierärztl. Prüfung; siehe besond. Bekanntmachungen)
* = **Chem. Übungen** u. **Einführung Chem. Übg** an **5** Terminen (**15 h, plus 1 h** Kolloquium = **16 h**/Sem.; siehe Kursplan)
** = **Spezielle Botanik** insgesamt **28 h**/Semester
*** = 2,5 h/Woche (Einteilung der Gruppen, Termine, Uhrzeiten siehe Aushang Physiologisches Institut)

Neben den in den Stundenplänen ausgedruckten Veranstaltungen werden auch noch fakultative Vorlesungen und Seminare angeboten, deren Besuch sich aber mit wenigen Ausnahmen erst in den höheren Semestern lohnt, weil man zum Verständnis der Thematik in vielen Fällen fachliche Vorkenntnisse benötigt. Bei der Mehrzahl dieser zusätzlich zum Pflichtprogramm angebotenen Veranstaltungen finden sich nur kleinere Gruppen von Teilnehmern ein. Die meisten Studenten haben mit dem Pflichtpensum bereits genug Stress. Der Besuch fakultativer Veranstaltungen ist aber empfehlenswert, da hier im kleineren Kreise besonders Interessierter oft eine angenehme Atmosphäre herrscht und auch tiermedizinische Randgebiete dargestellt werden. Somit ermöglichen diese fakultativen Vorlesungen und Übungen, schon früh ganz speziellen Interessen zu frönen und eigene fachliche Schwerpunkte zu setzen.

3 Prüfungen

Die Prüfungen sollen laut TAppV in der vorlesungsfreien Zeit stattfinden. Also wenn für die betreffenden Studierenden keine Pflichtlehrveranstaltungen (und auch keine Praktika) auf dem Programm stehen. Die Prüfungen sind an der Fakultät abzulegen, an der zuletzt studiert wurde. Wiederholungsprüfungen sind an der Fakultät abzulegen, an der man zuvor durch die Prüfung gefallen ist (§ 6 der TAppV). Man kann also unangenehmen Prüfern nicht durch eine Meldung zur Prüfung an einer anderen Fakultät ausweichen.

Das Vorphysikum und das Physikum bilden zusammen die Tierärztliche Vorprüfung, für die eine Gesamtnote erteilt wird. Diese errechnet sich genau wie die Gesamtnote der Tierärztlichen Prüfung ganz einfach aus der Summe der Einzelnoten, geteilt durch deren Anzahl. Die Gesamtnote der Tierärztlichen Prüfung wird bis zur zweiten Dezimalstelle errechnet.

Dies verlangt eine entsprechende Passage des Bundesausbildungsförderungsgesetzes (BAföG). Das BAföG sieht vor, dass BAföG-Empfängern, die zu den 30 % der Besten ihres Examensjahrgangs gehören und zudem rechtzeitig das Studium abgeschlossen haben, auf Antrag 25 % der Darlehenssumme erlassen werden. Kleine Differenzen beim Notendurchschnitt können bei einer BAföG-Förderung mit Höchstsatz am Ende des Studiums über Beträge von einigen Tausend Euro entscheiden.

In punkto Notendurchschnittsberechnung sollte man beachten: Mit einem Zahlenwert von 3,49 wird beispielsweise gerade noch die Gesamtnote „befriedigend" erreicht, denn ab fünf Zehnteln wird aufgerundet. Ein Zahlenwert von 3,5 führt demnach zur Gesamtnote „ausreichend", der Wert 1,5 zur Gesamtnote „gut" etc. Dies kann im Einzelfall recht ärgerlich sein. Da einem Bafög-Empfänger vom Staat auch ein Teil der zurückzuzahlenden Summe erlassen wird, wenn er einige Monate vor dem Ende der Förderungshöchstdauer das Examen abgeschlossen hat, ist es übliche Praxis, dass jene, die das betrifft, am Ende des Studiums an möglichst frühen Terminen zu den letzten Prüfungen geladen werden.

Allen Numerus-clausus-Geschädigten, Einzelkämpfern und Strebern sei an dieser Stelle versichert, dass erstens gegenseitige Hilfe im Studium am meisten Erfolg verspricht und zweitens zurzeit bei der Arbeitssuche – zumindest bei den praktizierenden Tierärzten – die Note eine untergeordnete Rolle spielt. Bei ihnen sind Einsatzbereitschaft und praktische Erfahrung wesentlich mehr gefragt.

Die TAppV stellt für die Zulassung zu jedem Prüfungsabschnitt Mindestanforderungen auf, die zu erfüllen sind. Da geht es um den Nachweis der Belegung bestimmter Vorlesungen und um den Nachweis der regelmäßigen und erfolgreichen Teilnahme an vorgeschriebenen Übungen, wie Chemie-, Anatomie- oder Operationsübungen und an Seminaren in bestimmten Fächern.

Die Prüfungen können schriftlich, mündlich, in Form von Multiple choice und in einer Kombination dieser Prüfungsformen erfolgen. Prüfungen können in großen Fächer auch geteilt werden. Nach dem einen Semester kann z. B. eine schriftliche Teilprüfung stattfinden und nach einem späteren Semester eine Prüfung, bei der der Prüfling ein Tier untersuchen und eine Behandlung vorschlagen muss. Das ist eine Neuerung in der aktuellen TAppV. Zuvor wurde fast ausschließlich mündlich geprüft. Häufig kommen praktische Aufgaben (die Durchführung eines physiologischen Versuchs, die Anfertigung eines mikrobiologischen Präparats, die Durchführung einer Operation, die Untersuchung eines Lebensmittels ...) hinzu. Ist man wegen einer körperlichen Behinderung, die durch ein ärztliches Zeugnis glaubhaft zu machen ist, nicht in der Lage, die Prüfung oder einen Teil dieser in der vorgesehenen Form abzulegen, wird einem gewährt, die Prüfungsleistung in einer anderen Form zu erbringen (§ 10 (3) TAppV).

Die Approbationsordnung räumt den tiermedizinischen Fakultäten auch die Möglichkeit ein, studienbegleitende, bewertete Leistungskontrollen durchzuführen. Damit ist gemeint, dass während des betreffenden Studienabschnitts bereits im

Rahmen der Lehrveranstaltungen des einen oder anderen Fachs Tests, Klausuren oder Prüfungsgespräche durchgeführt und die dabei vom Studierenden erzielten Noten in die im jeweiligen Fach festzuhaltende Prüfungsnote umgemünzt werden können. Diese Möglichkeit wird derzeit nicht genutzt.

In einigen Fächern der Tierärztlichen Prüfung sind schriftliche „Befundberichte" über im Rahmen der Prüfung untersuchte und behandelte Tiere bzw. Gutachten über sezierte Tierkörper oder untersuchte Lebensmittel anzufertigen. Sie gehören zu der zu bewertenden Prüfungsleistung. Gut, wenn man bis zu dem Tag, an dem eine solche Aufgabe gestellt wird, noch nicht völlig die Übung im Verfassen von Texten verloren hat. Wenn man gut mit einem Textverarbeitungssystem umgehen und gar auf Dateien mit diversen Musterberichten zugreifen kann, ist das selbstverständlich von Vorteil.

In der Regel werden bei mündlichen Prüfungen mehrere Studenten zusammen geprüft. Die Gruppe soll dabei nicht mehr als fünf Studierende umfassen. Die Prüfungsfragen werden allerdings nicht an die Gruppe, sondern an die einzelnen Prüflinge gestellt, sodass sich diese alle einzeln um ein gutes Abschneiden bemühen müssen. Die Einteilung in Prüfungsgruppen geschieht aus organisatorischen Gründen. Sie hat aber den positiven Effekt, dass sich Studierende, die sich gut verstehen, zu Prüfungsgruppen zusammenfinden können und die Mitglieder dann daran interessiert sind, sich gemeinsam auf die Prüfungen vorzubereiten bzw. diese gemeinsam durchzustehen.

Die Dauer der einzelnen Prüfungen ist recht unterschiedlich. Eine zeitliche Limitierung besteht nur nach unten, denn wenn eine Prüfung als nicht bestanden gelten soll, muss mindestens zwanzig Minuten geprüft worden sein (§ 14 (1) der TAppV). Selbstverständlich kann der Prüfling die Prüfung vorher abbrechen. (Was bedeutet, dass er „durchfällt".) Der Prüfer kann den Prüfling durchaus bereits nach zehn Minuten mit einer „Eins" nach Hause schicken. Oder er kann die Prüfung sofort nach einem Täuschungsversuch des Prüflings abbrechnen und für nicht bestanden erklären. Im Schnitt dauert die mündliche Prüfung einer Gruppe einige Stunden.

Im Normalfall sitzt den Prüflingen ein Prüfer gegenüber. Es handelt sich bei den Prüfenden um Professoren oder um wissenschaftliche Assistenten aus dem betreffenden Fachgebiet, denen die Prüfungserlaubnis erteilt wurde. Bei Wiederholungsprüfungen wird ein Beisitzer hinzugezogen. Die Geprüften haben keine Wahl unter möglichen Prüfern, wie dies in anderen Studiengängen zum Teil möglich ist. In der Regel wird der Studierende einem bestimmten Prüfer vom Prüfungsamt zugewiesen.

Man erfährt als Prüfling den Namen des Prüfers u.U. nicht vor der Prüfung. Der in Frage kommende Personenkreis ist im Allgemeinen aber nicht groß.

Die zeitlichen Abstände zwischen den einzelnen Prüfungen eines Prüfungsabschnitts variieren von einem Tag bis zu mehreren Wochen und sind von den Prüfern und der für die Terminplanung zuständigen Verwaltung abhängig. Spätestens sieben Tage vor dem Prüfungstermin muss die Hochschulverwaltung die Ladung zur Prüfung zustellen. Meist weiß man schon deutlich früher, wann man zur Prüfung in welchem Fach antreten soll.
Studenten, die sich in dem Studienabschnitt befinden, der dem jeweiligen Prüfungsabschnitt vorausgeht oder bereits selbst zu dieser Prüfung zugelassen sind, können einer Prüfung, ausgenommen der Beratung und der Bekanntgabe der Prüfungsergebnisse, als stille Zuschauer und -hörer beiwohnen. Zumindest soweit nicht einer der Prüflinge dem widerspricht (§ 9 (3) TAppV). Zurzeit machen nur sehr wenige Studenten von dieser Möglichkeit, sich auf die Prüfungssituation vorzubereiten, Gebrauch.

Die Bewertung der Leistungen erfolgt mit folgenden Noten:

„sehr gut“	= 1
„gut“	= 2
„befriedigend“	= 3
„ausreichend“	= 4
„nicht ausreichend“	= 5

Eine Prüfung gilt als bestanden, wenn man mindestens die Note „ausreichend“ erreicht, die eine Leistung bescheinigt, „die trotz ihrer Mängel noch den Anforderungen genügt“ (§ 14 TAppV). Hat man die Prüfung in einem Fach nicht bestanden, werden einem zwei Wiederholungsmöglichkeiten gewährt. Eine Wiederholungsprüfung ist frühestens drei Wochen nach dem vorhergehenden Versuch möglich. Man wird von der Hochschulverwaltung zum neuen Termin geladen. Wenn man auch beim dritten Versuch scheitert, muss man das Studium erfolglos abbrechen. Dann wird einem an keiner deutschen tiermedizinischen Fakultät eine zweite Chance eingeräumt (§ 17 (1) TAppV). Gegen das Ausweichen ins Ausland gibt es jedoch keine Regelung. Zur Beruhigung sei angemerkt: Die Zahl jener Personen, die wegen nicht bestandener Prüfungen das Studium der Tiermedizin abbrachen, ist im Verhältnis zur Zahl der erfolgreichen Absolventen bisher klein.

Es gibt unter den Professoren immer einmal wieder Befürworter einer schärferen Selektion während des Studiums. Unter anderem wird argumentiert, diese könne dazu beitragen, das fachliche Niveau der Absolventen (weiter) zu heben. Außerdem mag mancher denken, dass die Fakultät nebenbei einige von den (zu) vielen Studenten loswerden könnte. Ob sich diese Idee unter den gegebenen Bedingungen je durchsetzt, ist fraglich. Denn sicher ist, dass sich die Fakultäten so kaum von der übergroßen Zahl an Studenten werden frei machen können. Denn für jeden Platz, der frei wird, weil jemand rausfliegt, steht ein neuer Bewerber auf der Warteliste. Die Wartenden sind potentielle Quereinsteiger oder haben bereits im Ausland einige Semester Tiermedizin studiert. Das Ergebnis der Ausbildung hängt zudem nicht nur vom Leistungsdruck auf die Studierenden ab, sondern auch von ihrem Leistungswillen, ihrer Wissbegier und Motivation. Gute Lehrveranstaltungen können den Fleiß und das Verständnis der Studierenden zumindest fördern. Auch eine frühe Erfahrung, dass der zu lernende Stoff einen Gebrauchswert hat, kann wahre Wunder bewirken. Für die mit Studierenden überlasteten tiermedizinischen Bildungsstätten ist es aber zumindest ein schwieriges Unterfangen, derartige Erfahrungen zu ermöglichen. Wo (auch zeitlich) möglich, sollten deshalb Chancen für den Erwerb von ersten Erfahrungen im Bereich der Berufspraxis auch außerhalb der Hochschule und außerhalb der Pflichtpraktika unbedingt genutzt werden.

Möglicherweise wird von der jeweiligen Fakultät die Einschreibung in das nächsthöhere Semester verwehrt, solange ein Prüfungsabschnitt (z. B. das Physikum) noch nicht vollständig bestanden ist. Dies wird von Fakultät zu Fakultät verschieden gehandhabt und findet u. U. auch Berücksichtigung in deren Studienordnungen.

Da die Prüfungen mit schöner Regelmäßigkeit in den so genannten Semesterferien liegen, bleibt vor, zwischen oder nach den Prüfungen unter Umständen kaum Zeit für einen Urlaub. Das gilt insbesondere für die Studenten der höheren Semester, die umfangreichere Prüfungen zu bewältigen haben. Und wenn keine Prüfungen anstehen? Es sind auch noch Praktika abzuleisten! Von Semesterferien im Übermaß kann also nicht die Rede sein. Als Trostpflästerchen gibt es kürzere Vorlesungsunterbrechungen um Weihnachten und Pfingsten.

Zur Prüfungsvorbereitung dienen neben eigenen Vorlesungsmitschriften und den vom jeweiligen Dozenten empfohlenen Fachbüchern in den meisten Fällen noch Fragensammlungen und Ausarbeitungen vorangegangener Semester. Einige Professoren bzw. Institute oder Kliniken verkaufen eigene Umdrucke zu günstigen Preisen. Diese Umdrucke sind dann von ihren Herausgebern als offizielle Lehrtexte autorisiert. Die Herausgeber bürgen sozusagen für die Qualität und Prüfungsrelevanz des

Inhalts eines solchen Werks. Inzwischen werden viele Materialien von den Instituten auch elektronisch zur Verfügung gestellt. Das heißt: Per Internet kann man darauf zugreifen. Ohne eigenen Computer, Drucker und Internetanschluss (vorzugsweise mit Flatrate) kann man teilweise Probleme bekommen. Denn in den Hochschulbibliotheken sind die „Computer-Arbeitsplätze" nicht unbedingt so zahlreich, dass die Nachfrage seitens der Studierenden befriedigt werden kann. Und ständige Gänge ins Internetcafe können ins Geld gehen. Zudem ist es praktischer, jederzeit von daheim auf die Informationen zugreifen zu können.

Dann gibt es noch die so genannten studentischen „Skripte" bzw. „Tipps". Sie werden meist von studentischen Gruppen und Interessenvertretungen vertrieben. Sie haben den Vorteil, dass sie wesentlich preiswerter sind als Fachbücher und zum Teil auch auf die Besonderheiten der ortsansässigen Prüfer, sprich auf deren spezielle Ansichten oder Steckenpferde, eingehen. Als Lektüre für den „Noch-nicht-Studenten" sind sie meist ungeeignet, da sie schon eine gewisse Fachkenntnis voraussetzen. Ihre Qualität ist zudem unterschiedlich. Viele Studenten greifen während der Prüfungsvorbereitungen zu ihnen, da sie knapper gefasst sind als die Fachbücher. Aber es ist auch die Gefahr gegeben, dass in den Werken studentischer Autoren Fehler enthalten sind.

Neben den gedruckten Werken kommen zunehmend andere Medien auf den Markt. Videos, CDs mit Computerprogrammen usw. Hat man Interesse an solchem Lehrmaterial, sollte man sich in der Bibliothek der jeweiligen Ausbildungsstätte danach erkundigen.

Für manche Prüfungen, in deren Rahmen praktische Aufgaben zu bewältigen sind, wird von den Studierenden zwecks Prüfungsvorbereitung zum Teil auch zu Hause geübt. Da werden nicht nur Gewebeschnitte unter dem Mikroskop betrachtet, sondern auch schon mal tote Hühner in der Küche seziert.

Zur Form des Lernens – insbesondere für die Prüfungen – ist festzuhalten, dass sehr viel Reproduktion verlangt wird. Von Studenten wird dies auch mit „Pauken, pauken, pauken, abspulen und vergessen" beschrieben. Die Fülle des Stoffs und die große Zahl der Prüfungen sind für diese wenig sinnvolle Art des Umgangs mit dem Lehrstoff verantwortlich. Es ist nicht leicht, sich dem zu entziehen. Manche halten es für unmöglich!

4 Promotion

Promotion bedeutet Beförderung. Man wird befördert vom einfachen Akademiker zum promovierten Akademiker oder anders ausgedrückt: zum Doktor (Lehrer). Dies geschieht durch die Fakultät oder Hochschule und zwar durch Leute, die mindestens diese Beförderung schon hinter sich haben. In der Regel sind sie sogar habilitierte (d.h. befähigte) Doktoren und haben einmal einen Ruf in das Beamtenverhältnis als Hochschullehrer (Professor) bekommen. Der Doktor ist ein akademischer Ehrentitel, den man sich erarbeiten, (v)erdienen und oft auch erleiden muss. Über Käuflichkeit, d.h. Fremdanfertigung von Dissertationen, wird hier und da auch gemunkelt. Käme allerdings ein Betrug heraus, würde der betreffenden Person der Doktortitel wieder entzogen.

Nach erfolgreich beendetem Studium schreiben viele der frischgebackenen Tierärzte noch eine Doktorarbeit. Für eine wissenschaftliche Karriere ist eine solche erste wissenschaftliche Arbeit der normale Start. Viele Arbeitgeber in der Industrie verlangen den Nachweis der Promotion als Beleg für die Fähigkeit zu eigenständiger wissenschaftlicher Arbeit. Es mag auch sein, dass sie möchten, dass ihre Mitarbeiter durch den Titel „eine gute Figur machen“. Der „Doctor medicinae veterinariae“ ist außerdem im Allgemeinen Voraussetzung für den Eintritt in die Dienste des Staats, für den eine erhebliche Zahl von Veterinären im Beamtenverhältnis arbeitet. Als praktizierender Tierarzt braucht man den Doktortitel eigentlich nicht. Er wird von manchem Praxisinhaber bei seinem Assistenten gern gesehen. Die ein oder andere Klientel, die den Unterschied zwischen der Berufsbezeichnung „Tierarzt“ und dem Titel „Doktor“ kennt, mag in dem (irrigen) Glauben, Doktoren seien per se bessere Tierärzte als die nicht promovierten Kollegen, Wert auf den honorigen Namenszusatz legen.

Den Doktoren wird mit ihrem Titel bescheinigt, dass sie selbstständig wissenschaftlich arbeiten können. Mit der Selbstständigkeit ist es aber während der Promotionszeit häufig nicht weit her. Sicher ist: Man muss ein schriftliches wissenschaftliches Werk (Dissertation), in dem neue Erkenntnisse dargelegt werden, vorlegen (evtl. geht es auch mit in Fachzeitschriften veröffentlichten wissenschaftlichen Artikeln) und eine mündliche Prüfung (Rigorosum oder Disputation genannt) ablegen. Die Doktorarbeiten in der Veterinärmedizin sind im Schnitt deutlich aufwändiger als in der Humanmedizin, werden aber meist doch noch in etwas kürzerer Zeit erstellt als die Dissertationen in den Naturwissenschaften wie Chemie, Physik, Biologie, Biochemie. Tiermediziner investieren im Durchschnitt etwa 2 Jahre Arbeit (nach dem Studium und i.d.R. Vollzeit) in ihre Doktorarbeiten.

Während der Arbeit an der Dissertation lernt man in der Regel auch einiges Grundsätzliches über Wissenschaft und den Wissenschaftsbetrieb, hat oft Training im Lösen von Problemen und kann seine Frustrationstoleranz testen. Die Mutmaßung, dass es sich bei solchen Erfahrungen um den eigentlichen (heimlichen) Ausbildungsinhalt handelt, ist nicht von der Hand zu weisen.

Für einen Großteil der Promovenden ist ihre Doktorarbeit nicht nur die erste, sondern auch die letzte wissenschaftliche Arbeit und hat oft wenig mit ihrer anschließenden Tätigkeit zu tun. Es gibt erfolgreich praktizierende Tierärzte ohne Doktortitel! Die Bedingungen für die Aufnahme, Einreichung und Anerkennung der Doktorarbeit sind der Promotionsordnung der jeweiligen Hochschule oder Fakultät zu entnehmen. Die Promotionsordnung kann man bei der Verwaltung der jeweiligen Hochschule bekommen. In der Regel kann man sie auch von der Homepage der jeweiligen tierärztlichen Fakultät herunterladen. Anfangen kann man mit der Doktorarbeit theoretisch jederzeit, aber einreichen kann man sie erst nach erfolgreich abgeschlossenem Studium.

Eine der wichtigsten Hürden ist die Suche nach einem Professor, der einem ein Thema gibt bzw. bereit ist, als Betreuer zu fungieren. Die Person des Betreuers ist von eminenter Wichtigkeit. Ausgesprochen glücklich darf man sein, wenn man die richtige Mischung aus Freiraum für selbstständiges Arbeiten und unterstützender Führung erfährt. Im schlimmsten Fall wird man mit seinen Problemen, mit einer schlecht gestellten Thematik oder experimentellen Methoden sowie Schwierigkeiten aller Art allein gelassen, bekommt immer neue zusätzliche Arbeiten oder merkt, dass man nur eine billigere Laborkraft ist.

Selten denkt man sich das Thema der Arbeit selbst aus. Alle Achtung, wenn dies gelingt! Der Regelfall ist, dass der Professor in seinem Forschungsgebiet auf eine ganz spezielle Frage gestoßen ist, deren Beantwortung mit (experimentellen) Mühen verbunden ist, die der Doktorand im mehr oder weniger fairen Tauschhandel (Arbeit gegen Titel) mit seinem Betreuer auf sich nimmt. Die für die Erstellung der Doktorarbeit benötigte Zeit ist primär vom Thema abhängig. Es kann sich um drei Monate (selten) aber auch um drei oder mehr Jahre handeln.

Checkliste

Kriterien, die man bei der Wahl eines Dissertationsthemas berücksichtigen sollte, sind:

- ☐ Dient die Arbeit in erster Linie dem Erwerb des Titels oder soll sie ein Test des Berufsfelds Wissenschaft sein?
- ☐ Wird mit der Arbeit der Einstieg in eine bestimmte Forschungsdisziplin gesucht?
- ☐ Qualifiziert die Tätigkeit in einem bestimmten Institut oder einer Klinik in einer anderen Form für die spätere Berufstätigkeit weiter?
- ☐ Wie viel Zeit wird die Dissertation voraussichtlich in Anspruch nehmen?
- ☐ Welchen persönlichen Eindruck macht der Betreuer?
- ☐ Wie ist die Arbeitsatmosphäre in der betreffenden Einrichtung?
- ☐ Hat der Betreuer Zeit für eine ordentliche Betreuung?
- ☐ Wie viele Doktoranden beanspruchen seine Zeit?
- ☐ Steht bei der experimentellen Arbeit bereits die Methodik?
- ☐ Wer bringt einem die notwendigen Labortechniken bei?
- ☐ Wird eine (unentgeltliche) Mitarbeit im Routinebetrieb der Klinik oder des Instituts erwartet?
- ☐ Gibt es Chancen, nach der Promotion in diesem Bereich weiterzuarbeiten?
- ☐ Bekomme ich in der Institution, in der mein Betreuer tätig ist, zumindest einen Teilzeitjob oder kann ich neben der Tätigkeit für meine Dissertation auch woanders arbeiten, um mir meine Brötchen zu verdienen?
- ☐ Liegt das Thema in der Arbeitsrichtung des Instituts bzw. der Klinik, sodass Know-how in der Richtung vorhanden ist?
- ☐ Ist in der Einrichtung (z. B. Labor) Platz genug für eine weitere Person?
- ☐ Ist das Thema interessant?

Selbstverständlich wurde diese Liste nicht mit dem Anspruch auf Vollständikeit erstellt.

! Es ist empfehlenswert, sich eingehend und früh genug zu informieren. Mit ehemaligen und derzeitigen Doktoranden zu sprechen, ist ratsam. Jeder macht seine eigenen Erfahrungen, aber bei der wissenschaftlichen Arbeit, die zur Promotion führen soll, machen viele – wie im Studium – durchaus zahlreiche übereinstimmende Erfahrungen.

Die Dissertation muss zwar an einer tierärztlichen Bildungsstätte eingereicht werden, aber die experimentelle Arbeit kann sehr wohl auch an einer humanmedizinischen oder landwirtschaftlichen Fakultät oder einem außeruniversitären Forschungsinstitut durchgeführt werden. Wichtig ist, dass man an der veterinärmedizinischen Bildungsstätte einen – zumindest formal verantwortlichen – Betreuer für die Arbeit hat. Ein solcher lässt sich teilweise auch mit Hilfe des eigentlichen Betreuers finden. Denn Professoren, die in einem Fachgebiet tätig sind, kennen sich doch oft. Nicht vergessen sollte man auch die Möglichkeit, eine Dissertation an einer Fakultät des Auslands anzufertigen.

Für viele Studienabsolventen, die eine Doktorarbeit schreiben möchten, ist der Lebensunterhalt ein Problem. Einerseits sind Assistentenstellen, die gleichzeitig die Erstellung einer Dissertation erlauben, dünn gesät, andererseits erwarten viele „Doktorväter“ ein erhebliches zeitliches Engagement für die Arbeit. Teilweise wird zusätzlich unbezahlte Mitarbeit im Routinebetrieb der Einrichtung erwartet. Viele Doktoranden müssen sich durch Jobben nebenbei finanziell über Wasser halten. Oder Verwandte bzw. Lebensgefährten investieren noch eine weitere Zeit in die ungewisse berufliche Zukunft der Promovenden. Auch per Kreditaufnahme wird die Zeit, in der auf die Promotion zielend wissenschaftlich gearbeitet wird, bisweilen monetär überbrückt. Über die Möglichkeiten der Graduiertenförderung nach dem GradföG und über Forschungsstipendien für Doktoranden sollte man sich an der jeweiligen Hochschule informieren.

! Die Tierärztliche Hochschule Hannover bietet ein so genanntes Promotionsstudium (moderner ausgedrückt PhD-Studium) an, in dessen Rahmen auch eine Dissertation angefertigt werden kann. Auf dieses PhD-Studium wird im Kapitel 8 Weiterbildung noch eingegangen. Zu beachten sind auch so genannte Graduiertenkollegs. Siehe auch dazu Kapitel 8.

Bücher zum Thema

- **Martin; Schaaf, Ludwig:** Praktische Tipps für die Medizinische Doktorarbeit. 4., überarb. Auflage. Berlin: Springer, 2000.
- **Diez, Claudius:** Die medizinische Doktorarbeit. Nicht nur ein Ratgeber für den effektiven Computereinsatz. Berlin: Lehmanns, 2006.

⇨

- **Giebel, Werner u. Galic, Mirko:** Die medizinische Doktorarbeit. Anleitung zu selbständiger wissenschaftlicher Arbeit für Doktoranden in der Medizin und Zahnmedizin. 4. Auflage. Stuttgart: Verlag W. Kohlhammer, 2000.
- **Messing, Barbara u. Huber, Klaus-Peter:** Die Doktorarbeit: Vom Start zum Ziel. Leitfaden für Promotionswillige. 3, überarb. Auflage. Berlin: Springer-Verlag, 2004.
- **Weiß Christel; Bauer, Axel W.:** Promotion. Die medizinische Doktorarbeit, von der Themensuche bis zur Dissertation. 2., überarb. Auflage, Stuttgart: Thieme, 2004.

Diese Werke sind auch für Tiermediziner, die an eine Promotion denken, nützliche Informationsquellen.

- **Bär, Siegfried:** Forschen auf Deutsch. Der Machiavelli für Forscher - und solche, die es noch werden wollen. 4. erw. u. aktual. Auflage. Frankfurt am Main:Verlag Harri Deutsch, 2002.

Das Buch enthält eine kritisch-satirische Beschreibung naturwissenschaftlicher Forschung in Deutschland, die sich nicht speziell an Tiermedizinier richtet, aber auch für diese eine interessante Lektüre ist.

5 Studienorte

i Das Studium der Tiermedizin ist in der Bundesrepublik in fünf Städten möglich:

Berlin:
Fachbereich Veterinärmedizin der Freien Universität Berlin
Oertzenweg 19B, 14163 Berlin
Tel. (0 30) 83 86 24 24, Fax (0 30) 83 86 24 31
Internet: www.vetmed.fu-berlin.de, E-Mail: dekanat@vetmed.fu-berlin.de

⇨

Gießen:
Fachbereich Veterinärmedizin der Justus-Liebig-Universität Gießen
Frankfurter Straße 94, 35392 Gießen
Tel. (06 41) 9 93 80 01, Fax (06 41) 9 93 80 09
Internet: www.vetmed.uni-giessen.de, E-Mail: dekanat@vetmed.uni-giessen.de

Hannover:
Stiftung Tierärztliche Hochschule Hannover
Bünteweg 2, 30559 Hannover
Postfach 71 11 80, 30545 Hannover
Tel. (05 11) 9 53 80 86, Fax (05 11) 9 53 82 80 86
Internet: www.tiho-hannover.de, E-Mail: doris.hoffmeyer@tiho-hannover.de

Leipzig:
Veterinärmedizinische Fakultät der Universität Leipzig
An den Tierkliniken 19, 04103 Leipzig
Tel. (03 41) 9 73 80 04, Fax (03 41) 9 73 80 99
Internet: www.vetmed.uni-leipzig.de, E-Mail: cuhlmann@vetmed.uni-leipzig.de

München:
Tierärztliche Fakultät der Ludwig-Maximilians-Universität München
Veterinärstraße 13, 80539 München
Tel. (0 89) 21 80 25 12, Fax (0 89) 34 97 99
Internet: www.vetmed.uni-muenchen.de
E-Mail: dekanat@vetmed.uni-muenchen.de

Während sich in Hannover eine eigenständige Tierärztliche Hochschule befindet, ist die Tiermedizin in den anderen Städten ein Fachbereich unter anderen an der jeweiligen Universität. Die Zahl der Studienplätze für Erstsemester an den tierärztlichen Bildungstätten schwankt von Jahr zu Jahr etwas. Zum Beispiel kann die Zahl der Studierenden in einem weiterqualifizierenden Studiengang die Zahl der Plätze im Grundstudium beeinflussen. Zum Wintersemester 2006/2007 gab es (laut Statistik der ZVS, siehe www.zvs.de) folgendes Angebot für Erstsemester: 282 Plätze in München, in Hannover 232, in Gießen waren es 210, in Berlin 170 und in Leipzig 142 Plätze.

Die Zahl der Bewerber pro Erstsemester-Studienplatz im Fach Tiermedizin an den deutschen Hochschulen betrug (laut ZVS) für das Wintersemester 2006/2007 etwa

5. Die Zahl war somit höher als bei der Humanmedizin (4) und der Zahnmedizin (3,8). Die Plätze an den einzelnen Universitäten waren dabei unterschiedlich stark begehrt. Für jene 20 % der Studienplätze, die an die Abiturbesten vergeben wurden, hatten 39 Bewerber je Platz an der Berliner Fakultät diese Fakultät als ersten Ortswunsch angegeben. Für die Plätze in München waren es mit 18 die wenigsten im bundesweiten Vergleich. Auch bei den über die Wartezeit vergebenen 20 % der Erstsemesterplätze war Berlin mit 23 Bewerbern pro Platz (dicht gefolgt von Hannover und Leipzig mit jeweils 22 Bewerbern pro Platz) Spitze. Je Platz in München bewarben sich knapp 9 Personen. Bei dem Ansturm auf die 60 % der Plätze, die über die so genannte Hochschulquote vergeben wurden, war Hannover mit 11 Bewerbern, die den Ort als erste Wahl angeben hatten, Spitze. Dicht gefolgt von 10 Bewerbern pro Platz, die Berlin als erste Ortspräferenz angegeben hatten. In München waren es mit 4 Bewerbern pro Platz, die die Bayernmetropole als ersten Ortswunsch angeben hatten, wiederum die wenigsten Interessenten.

Da die genannten Zahlen nicht auf Anhieb verständlich sein mögen, sei an dieser Stelle empfohlen, sich diese Informationen en detail auf den Webseiten der ZVS (www.zvs.de) anzusehen. Weil bei der Bewerbung hinsichtlich der Präferenzen Taktik im Spiel ist, können die vorgenannten Zahlen über die Beliebtheit der einzelnen Studienorte bzw. Fakultäten nur bedingt Auskunft geben.

An den deutschen tierärztlichen Fakultäten sind die Strukturen, zum Beispiel in puncto Organisation des klinischen Bereichs, etwas verschieden. Zum Teil gibt es Tierartenkliniken. Da gibt es die Klinik für Rinder, eine für Pferde, jene für Hunde und Katzen etc. In der jeweiligen Klinik kümmert man sich nach allen Regeln der Kunst um Tiere der jeweiligen Tierart(en). Innere Medizin, Orthopädie und Chirugie z. B. werden dann unter einem Dach geboten. Es gibt aber auch noch eine Einteilung in Abteilungen oder Kliniken für Chirurgie, Innere Medizin, Gynäkologie, Geburtshilfe, Reproduktionsmedizin usw. Ab und und an wird da und dort umstrukturiert oder auch neu gebaut. So kann es zu Änderungen kommen. Wenn man die Webseiten der Fakultäten besucht, kann man sich leicht darüber informieren, welche Institute und Kliniken es an welchem Ort gibt.

Über die Fakultät in Leipzig hörte man in den vergangenen Jahren von studentischer Seite schon einmal das Lob, dass dort der Kontakt zwischen Studierenden und Lehrenden besonders gut sei.

Früher hieß es oft, die Fakultät der Freien Universität Berlin sei auf Grund ihrer Lage klinisch weniger am Nutztier als z. B. an Hund, Katze bzw. Heimtier orientiert. Ob dies stimmt, sei dahingestellt. Inzwischen haben die dortigen Nutztiertierärzte z. B. gute Kontakte zu großen landwirtschaftlichen Tierhaltungen in Brandenburg.

Jede der Fakultäten hat ihren traditionellen Ruf. Bei der raschen Wandlung des Fachs wird es viel interessanter sein, wie die Ausbildungsstätten auf die neuen Anforderungen reagieren. Man denke beispielsweise an die Umstrukturierung der Landwirtschaft, die eine Ausbildung in Fragen der Betreuung großer Tierbestände erforderlich macht. Verfügt die Leipziger Fakultät diesbezüglich über mehr Erfahrungen, während die Fakultät in München bei der Behandlung von Kleintierkrankheiten doch mehr Spezialisten hat? Die Sache ist im Fluss und Konkretes schwer zu sagen.

Auf die Qualität der Ausbildung lassen die Antworten auf solche Fragen zudem nur begrenzt schließen. Die Studieninhalte sind durch die TAppV weitgehend vorgegeben; auch wenn man sich hier und dort über die Möglichkeit von Schwerpunktbildungen im Studium Gedanken macht. Die im Studienplan vorgesehenen Wahlpflichtveranstaltungen bieten in dieser Hinsicht Möglichkeiten. Ob mehr daraus wird, ist unklar. Die einheitliche Grundausbildung mit dem einheitlichen Abschluss, der Tierärztlichen Prüfung, wird bisher nicht in Frage gestellt.

Kleine Unterschiede in der Ausbildung werden vor allem davon bestimmt, welche Professoren an der jeweiligen Fakultät tätig sind. Die Professoren wiederum wechseln bisweilen ihren Arbeitsplatz im Interesse ihrer (wissenschaftlichen) Karriere. In den vergangenen zehn Jahren hat sich an den veterinärmedizinischen Fakultäten ein Generationswechsel bei den Professoren abgespielt. Trotz der hartnäckigen Traditionen gibt es bei einem Personalwechsel stets gewisse Veränderungen, weil neue Amtsinhaber neue Ideen und Schwerpunkte einbringen. Was man sich von Absolventen früherer Jahre erzählen lassen kann, mag demnach für die heutige Situation nur noch in Teilen gelten!

Ein Studienortswechsel während des Studiums ist in der Regel nur dann möglich, wenn man einen Tauschpartner am anderen Studienort im selben Fachsemester gefunden hat. Eine andere Möglichkeit besteht, wenn am Zielort im entsprechenden Semester durch Studienabbruch anderer Studenten Plätze frei werden oder durch Gerichtsbeschluss die Aufnahmekapazität erhöht wurde. Die dadurch frei gewordenen Plätze werden unter den Bewerbern mit entsprechender Semesterzahl ausgelost. Am einfachsten ist ein Studienortswechsel in den ersten Semestern. Später weichen die Studienpläne zum Teil etwas voneinander ab, was zu Schwierigkeiten führen kann.

Bei der Wahl des Studienorts sollten durchaus Kriterien wie Entfernung von der Heimat, gewünschte Umgebung (Weltstadt oder Provinzstadt), kulturelles Angebot, Lebenshaltungskosten usw. gebührende Beachtung finden! Die Zeit des Studiums sei schließlich nicht nur dem Erwerb von Fachwissen gewidmet. Die Studentenvertretungen geben z. T. einen Studienführer heraus, der Informationen zur Lebenssituation ihrer Kommilitonen gibt. Die Studentenvertretungen sind unter den angegebenen Adressen der tierärztlichen Fakultäten zu erreichen, auch über das Internet.

! Übrigens: Bekommt man einen Studienplatz in einem nicht gewünschten Ort, so kann man auch versuchen, noch vor Beginn des Studiums zu tauschen. Die Studentenvertretungen können dabei u. U. helfen.

6 Studieren im Ausland

Da wegen der Zulassungsbeschränkungen an den deutschen Hochschulen viele Bewerbungen um einen Studienplatz erfolglos bleiben, haben in den letzten Jahren viele Studienanwärter versucht, das Studium im Ausland zu beginnen und eventuell in einem höheren Fachsemester den Studienort zu wechseln. Bei den tierärztlichen Fakultäten ist dann die Anerkennung bereits im Ausland erbrachter Studienleistungen zu beantragen. Da solche Studienortswechsel mangels frei werdender Plätze nur selten gelingen, beenden immer mehr der im Ausland Tiermedizin studierenden Deutschen dort ihr Studium mit der Ablegung des Abschlussexamens.

! Die Bundestierärzteordnung kann man z. B. bei einer Tierärztekammer einsehen oder aber auch im Internet finden, z. B. unter www.bundestieraerztekammer.de. Dort unter „Satzungen/Ordnungen".

Eine spätere Anerkennung des im Ausland absolvierten Studiums in der Bundesrepublik Deutschland ist grundsätzlich möglich. Eine Reihe von tierärztlichen Diplomen, Prüfungszeugnissen etc. aus Mitgliedstaaten der Europäischen Union und anderer europäischer Staaten, die als Nachweise einer tierärztlichen Ausbildung, die der deutschen Ausbildung qualitativ entspricht, anerkannt werden, sind in einer Anlage zu § 4 Abs. 1a der Bundestierärzteordnung aufgelistet.

Die Anerkennung einer Ausbildung, die in einem Staat absolviert wurde, der nicht der Europäischen Union angehört, hängt davon ab, ob die hiesigen Behörden nach Beratung mit einer hiesigen Fakultät den Abschluss der ausländischen veterinärmedizinischen Bildungsstätte als gleichwertig mit einem hiesigen tierärztlichen Examen ansehen. Dies ist im Einzelfall zu prüfen.

Wird ein Examen als gleichwertig anerkannt und somit der Beginn einer Dissertation an einer hiesigen Hochschule möglich, entspricht dies noch nicht automatisch einer Approbation, also der Genehmigung der Berufsausübung in Deutschland. Diese hängt u. a. von der Nationalität der betreffenden Person ab.

Die Berufszulassung setzt auch die Kenntnisse der gesetzlichen Vorschriften, die z. B. den Umgang mit Arzneimitteln, den Tierschutz, die Tierseuchenbekämpfung etc. betreffen, sowie das Wissen über das Standesrecht voraus. Ob darüber besondere Nachweise zu führen sind, ist mit den zuständigen Landesbehörden abzuklären. Zuständig ist die Fachbehörde des Bundeslandes, in dem die tierärztliche Tätigkeit ausgeübt werden soll.

i Approbationsbehörden:

Baden-Württemberg:
Regierungspräsidium Stuttgart
Ruppmannstr. 21, 70565 Stuttgart
Tel. (07 11) 9 04-0, E-Mail: abteilung3@rps.bwl.de
Internet: www.rp.baden-wuerttemberg.de

Bayern:
Regierung von Oberbayern
Maximilianstr. 39, 80538 München
Tel. (0 89) 21 76-29 14, E-Mail: poststelle@reg-ob.bayern.de
Internet: www.regierung.oberbayern.bayern.de

Regierung von Niederbayern
Regierungsplatz 540
Tel. (08 71) 8 08 15, E-Mail: poststelle@reg-nb.bayern.de
Internet: www.regierung.niederbayern.bayern.de

⇨

Regierung der Oberpfalz
Emmeramsplatz 8, 93047 Regensburg
Tel. (09 41) 5 68 00, E-Mail: poststelle@reg-opf.bayern.de
Internet: www.regierung.oberpfalz.bayern.de

Regierung von Oberfranken
Ludwigstr. 20, 95444 Bayreuth
Tel. (09 21) 60 40, E-Mail: schulwesen@reg-ofr.bayern.de
Internet: www.regierung.oberfranken.bayern.de

Regierung von Mittelfranken
Promenade 27, 91522 Ansbach
Tel. (09 81) 5 30, E-Mail: poststelle@reg-mfr.bayern.de
Internet: www.regierung.mittelfranken.bayern.de

Regierung von Unterfranken
Peterplatz 9, 97070 Würzburg
Tel. (09 31) 38 00, E-Mail: poststelle@reg-ufr.bayern.de
Internet: www.regierung.unterfranken.bayern.de

Regierung von Schwaben
Fronhof 10, 86152 Augsburg
Tel. (08 21) 3 27 01, E-Mail: poststelle@reg-sch.bayern.de
Internet: www.regierung.schwaben.bayern.de

Berlin:
Landesamt für Gesundheit und Soziales, Ref. II A, Herr Sommerfeld
Am Fehrbelliner Platz 1, 10702 Berlin
Tel. (0 30) 90 12-62 10, E-Mail: Info.arzt@lageso.de
Internet: www.berlin.de/SenGesSoz/lageso/index.html

Brandenburg:
Ministerium für Landwirtschaft, Umweltschutz und Raumordnung
Landestierarzt Ministerialrat Dr. Reimer
Heinrich-Mann-Allee 103, 14473 Potsdam
Tel. (03 31) 8 66-0, E-Mail: poststelle@mlur.brandenburg.de
Internet: www.mlur.brandenburg.de

⇨

Bremen:
Senator für Arbeit, Frauen, Gesundheit, Jugend und Soziales
Abteilung Gesundheit, Referat 36
Herr Wilhelm, Bahnhofsplatz 29, 28195 Bremen
Tel. (04 21) 3 61-95 49, E-Mail: wolfgang.wilhelm@Gesundheit.Bremen.de
Internet: www.bremen.de/sozialsenator

Hamburg:
Behörde für Wissenschaft und Gesundheit
Amt für Gesundheit und Verbraucherschutz
Frau Elhachoumi, Lagerstr. 36, 20357 Hamburg
Tel. (0 40) 4 28 41-0, E-Mail: info@bwg.hamburg.de
Internet: www.fhh.hamburg.de

Hessen:
Regierungspräsidium Gießen
Landgraf-Phillipp-Platz 1-7, 35390 Gießen
Tel. (06 41) 3 03-0, E-Mail: veterinaer@rpgi.hessen.de
Internet: www.rp-giessen.de

Mecklenburg-Vorpommern:
Ministerium für Ernährung, Landwirtschaft, Forsten und Fischerei
Paulshöher Weg 1, 19061 Schwerin
Tel. (03 85) 5 88-0, E-Mail: poststelle@lmmvnet.de
Internet: www.mv-regierung.de

Niedersachsen:
Tierärztekammer Niedersachsen
Frau Nicole Friese, Fichtestr. 13, 30625 Hannover
Tel. (05 11) 56 36 47, E-Mail: fr@tknds.de, Internet: www.tknds.de

Nordrhein-Westfalen:
Ministerium für Umwelt und Naturschutz, Landwirtschaft und Verbraucherschutz des Landes Nordrhein-Westfalen, Oberamtsrätin Siebel
Schwannstr. 3, 40476 Düsseldorf
Tel. (02 11) 45 66-2 36, E-Mail: poststelle@munlv.nrw.de
Internet: www.murl.nrw.de

⇨

Rheinland-Pfalz:
Landesuntersuchungsamt, Frau Heike Jax-Treiber
Mainzer Str. 112, 56068 Koblenz, E-Mail: poststelle@lua.rlp.de
Internet: www.lua.rlp.de

Saarland:
Landesamt für Verbraucher-, Gesundheits- und Arbeitsschutz
Zentralstelle für Gesundheitsberufe, Herr Ass. jur. Björn Iverssen
Don-Bosco-Str. 1, 66119 Saarbrücken
Tel (06 81) 85 00-3 24, E-Mail: poststelle@lvga.saarland.de
Internet: www.lvga.saarland.de

Sachsen:
Sächsisches Staatsministerium für Soziales, Gesundheitlicher Verbraucherschutz, Veterinärwesen, Gesundheitsförderung, Frau Dr. med. vet. Gerlinde Schneider
Albertstr. 10, 01097 Dresden
Tel. (03 51) 5 64 57 68, E-Mail: poststelle@sms.sachsen.de
Internet: www.sms.sachsen.de

Sachsen-Anhalt:
Ministerium für Landwirtschaft und Umwelt
Olvenstedter Str. 4, 39108 Magdeburg
Tel. (03 91) 5 67-01, E-Mail: poststelle@mlu.lsanet.de
Internet: www.mu.sachsen-anhalt.de

Schleswig-Holstein:
Ministerium für Soziales, Gesundheit und Verbraucherschutz, Frau Baier
Adolf-Westphal-Str. 4, 24143 Kie
Tel. (04 31) 9 88-0, E-Mail: Poststelle@sozmi.landsh.de
Internet: www.msgv.schleswig-holstein.de

Thüringen:
Thüringer Landesamt für Lebensmittelsicherheit und Verbraucherschutz, Abt. II, Dez. 22, Herr Dr. Udo Müller
Weimarplatz 4, 99423 Weimar
Tel. (03 61) 37 73 73 83, E-Mail: poststelle.weimar@tllv.thueringen.de
Internet: www.thueringen.de/de/tllv

Ausländische Hochschulen haben teilweise mit einem ähnlichen Ansturm von Interessenten zu kämpfen wie hiesige. Die Aufnahmebedingungen (insbesondere für dort als Ausländer betrachtete Bewerber) sind sehr unterschiedlich, teilweise werden auch hohe Studiengebühren erhoben.
Um Herr der Lage zu werden, werden folgende drei Verfahren relativ gern eingesetzt:

1. Starke Zulassungsbeschränkung orientiert am Tierärztebedarf des Lands, kontrolliert von den bereits im Beruf Stehenden.
2. Aufnahmeprüfung oder Numerus clausus.
3. Großzügige Zulassung in die ersten Semester und anschließendes Herausprüfen einer großen Zahl von Studenten, sodass nur wenige in die klinischen Semester vorrücken.

Man kann als Inhaber eines Studienplatzes an einer deutschen tierärztlichen Fakultät auch einmal vorübergehend an einer ausländischen Fakultät studieren. Das geschieht besonders häufig im siebten und achten Semester. Für solche Studienaufenthalte im Ausland gibt es auch Stipendien. Zum Beispiel aus dem so genannten Erasmus-Programm. Fragen Sie bei Interesse daran in der Verwaltung Ihrer Fakultät danach. Erfolgt das vorübergehende Studium an einer tierärztlichen Bildungsstätte in einem anderen EU-Mitgliedsstaat, bestehen gute Aussichten, über das European Credit Point-System dort erbrachte Studien- und Prüfungsleistung nach der Rückkehr an die „Heimatfakultät" angerechnet zu bekommen und somit nicht zu zusätzlichen Studiensemstern gezwungen zu sein.

i Für Interessenten an einem Tiermedizinstudium im Ausland hier die Anschriften einiger Hochschulen des benachbarten Auslands:

Belgien
Université de Liège, Faculté de Médecine vétérinaire
Boulevard de Colonster B42, B-4000 Liège (Sart-Tilman)
Tel. + 32 43 66 41 12, Fax + 32 43 66 41 16
Internet: www.ulg.ac.be/fmv

Universiteit Ghent, Faculty of Veterinary Medicine
Salisburylaan 133, B-9820 Gent
Tel. + 32 92 64 75 01, Fax + 32 92 64 77 99
Internet: www.rug.ac.be

⇨

Großbritannien/England
Stellvertretend für die sechs Fakultäten in UK (Bristol, Cambridge, Edinburgh, Glasgow, Liverpool und London) sei genannt:
The Royal Veterinary College
Royal College Street, London NW1 0TU
Tel. + 44 17 14 68 50 00, Fax + 44 17 13 88 23 42
Internet: www.rvc.ac.uk, E-Mail: rigistry@rvc.ac.uk

Frankreich
Dort gibt es vier Fakultäten (Alfort, Lyon, Nantes und Toulouse). Stellvertretend hier die Adresse der Einrichtung in Nantes:
Ecole National Vétérinaire, Nantes
Atlanpole - La Chartrerie, BP 40706, 44307 Nantes, Cedex 03
Tel. ++33 240 68 77, Fax +33 240 68 77 78
Internet: www.vet-nantes.fr

Italien
Dort gibt es mindestens 13 veterinärmedizinische Fakultäten, stellvertretend sei hier die von Perugia genannt:
Facoltà di Medicina Veterinaria-Perugia
Via San Costanzo, 4, 06126 Perugia
Tel. + 39 75 58 54 40 7, Fax + 39 75 58 54 40 9
Internet: www.unipg.it/~facvet

Niederlande
Universiteit Utrecht, Faculteit der Diergeneeskunde
Yalelaan 1, NL-3584 CL Utrecht bzw.
P.O. Box 80.163, 3508 Utrecht
Tel. + 31 30 25 35 93 4, Fax + 31 30 25 37 71 7
Internet: www.dgk.ruu.nl

Österreich
Veterinärmedizinische Universität Wien
Veterinärplatz 1, A-1210 Wien
Tel. + 43 12 50 77-0, Fax + 43 12 50 77 10 90
Internet: www.vu-wien.ac.at, E-Mail: studieninfomatio@vu-wien.ac.at

⇨

Schweiz
Veterinärmedizinische Fakultät der Universität Bern
Längass Strasse 120, Postfach 2735, CH-3012 Bern
Tel. + 41 31 31 25 20, Fax + 41 36 31 26 44
Internet: www.vetmed.unibe.ch, E-Mail: faculty@vetmed.unibe.ch

Veterinärmedizinische Fakultät der Universität Zürich
Winterthurstr. 260, CH-8057 Zürich
Tel. + 41 16 35 81 21, Fax + 41 16 35 89 02
Internet: www.vet.unizh.ch, E-Mail: prlehre@vetadm.unizh.ch

Ungarn
(Dort haben in den letzten Jahren viele Deutsche, die Tiermedizin studieren wollten, ihr Glück versucht und eine ganze Reihe von ihnen auch gefunden. Man hat sich in Budapest auf diese Studierenden auch sprachlich eingestellt.)
Veterinärmedizinische Fakultät der Szent István Uni in Budapest =
Szent Istvan Egyetem, Állatorvostudományi Kar Budapest
PO Box 2, 1400 Budapest
Tel. + 36 14 78 41, Fax + 36 14 78 41 77

Tierärztliche Ausbildungsstätten gibt es aber auch in anderen europäischen Ländern z. B. in Dänemark (Kopenhagen), Griechenland (Thessaloniki), Irland (Dublin), Portugal (Lissabon, Vila Real), Schweden (Uppsala) und in Spanien (Barcelona, Caceres, Cordoba, Gran Canaria, Léon, Lugo, Madrid, Murcia, Zaragoza) und der Türkei (Ankara, Bursa, Elazig, Istanbul, Kars, Konya und Van).

Im Internet gibt es einen guten Überblick bei der European Association of Establishments for Veterinary Education (EAEVE). Siehe unter www.eaeve.org. Auch an an gute Fakultäten in Übersee ist zu denken. Ein Studium dort ist jedoch in der Regel mit hohen finanziellen Belastungen verbunden. Es sei denn, man ergattert ein Stipendium.

! Vor dem Beginn eines Studiums im Ausland und angestrebtem Weiterstudium im Inland oder geplanter tierärztlicher Tätigkeit im Inland sollte man sich nach der Anrechenbarkeit von Studienleistungen bzw. der Anerkennung von Studienabschlüssen, die im Ausland erbracht wurden, erkundigen! Adressen der zuständigen Stellen siehe Seite 177.

Bekommt man zwar Studienleistungen anerkannt, aber keine Studienzeiten (Fachsemester), muss man sich bei der ZVS um einen Studienplatz im ersten Fachsemester bewerben. Falls Studienzeiten anerkannt werden, wende man sich direkt an die tiermedizinischen Fakultäten. Die Sache verhält sich dann wie bei einem Quereinstieg in das Studium. Siehe dazu auch das folgende Kapitel.

Für Studenten der deutschen tiermedizinischen Bildungsstätten ist ein vorübergehendes Studium im Ausland möglich. Dieses wird auf den Fortgang des Studiums angerechnet. Ein solcher Auslandsaufenthalt wird z.T. mit Stipendien gefördert. Wegen weiterer Informationen wende man sich an das Akademische Auslandsamt der Fakultät, an der man in Deutschland studiert und an das Immatrikulationsamt und Prüfungsamt dieser Fakultät. Letzteres mag an der jeweiligen Fakultät auch einen anderen Namen tragen, z.B. Studentensekretariat.

Die Anerkennung von im europäischen Ausland erbrachten Studienleistungen wird inzwischen durch die Anwendung des European Credit Transfer Systems (ECTS) erleichtert. Es handelt sich um ein Punktesystem, über das die für Kontakte zu ausländischen Fakultäten zuständigen Hochschuleinrichtungen gern weitere Auskünfte geben. Es gibt auch eine Organisation von Studierenden, die sich um internationale Kontakte kümmert: die IVSA = International Veterinary Students Association (www.ivsa.org). Fragen Sie an der jeweiligen Fakultät einfach nach ihr!

7 Quereinstieg und Zweitstudium

Für den Wechsel aus einem verwandten Studiengang (z.B. Biologie, Agrarwissenschaften, Agrarbiologie, Humanmedizin) in ein höheres Semester des Fachs Tiermedizin gilt, wie für den Wechsel aus dem Ausland, dass kaum ein Platz für Bewerber frei wird. Sinkt die Zahl der Studienplätze im ersten Fachsemester, ist die Situation noch weniger aussichtsreich. Denn in höheren Fachsemestern frei werdende Studienplätze müssen von den Fakultäten nur dann erneut vergeben werden, wenn die Zahl der vergebenen Studienplätze in dem höheren Fachsemester sonst unter die Zahl der im ersten Fachsemester zu vergebenen Studienplätze sinkt.

Wird ein Platz an einem Studienort frei, gehen Bewerber, die von einer anderen deutschen veterinärmedizinischen Fakultät dorthin wechseln wollen, zudem vor. Wenn also ein Quereinstieg versucht wird, sollte man es an allen Fakultäten versuchen. Für die Anrechnung von Studienleistungen ist laut § 65 der TAppV nun die Verwaltung der jeweiligen tierärztlichen Fakultät zuständig. Ein erteilter Anrechnungsbescheid gilt auch nur für die jeweilige tierärztliche Bildungsstätte. (Hierin kommt die Bildungshoheit der Bundesländer zum Ausdruck.) Es mag aber so sein, dass ein Anrechnungsbescheid, den man z. B. von der Berliner Fakultät bekommen hat, als Beifügung zu einem an eine andere tierärztliche Fakultät gestellten Anrechnungsantrag die Bearbeitung beschleunigt oder gar verbilligt.

Jede Fakultät kann etwas andere Kriterien anlegen, aber als Orientierung mögen die folgenden Hinweise hilfreich sein. Sie geben die gängige Praxis hinsichtlich der Anerkennung durch die Tierärztliche Hochschule Hannover wieder:

Ein Fachsemester erhält angerechnet, wer anrechenbare Studienleistungen für alle Pflichtlehrveranstaltungen, insbesondere Praktika, der im Vorphysikum geprüften Fächer (Chemie, Physik, Botanik und Zoologie) nachweisen kann; die Leistungen müssen denen des Tiermedizinstudiums gleichwertig sein; der Antragsteller muss an Praktika regelmäßig und erfolgreich teilgenommen haben.

Zwei Fachsemester erhält angerechnet, wer zusätzlich zu den oben genannten auch Praktika in Histologie und/oder Anatomie nachweist.

Zwei Fachsemester werden auch dann angerechnet, wenn in allen Fächern des Vorphysikums (Chemie, Physik, Botanik und Zoologie) auch Prüfungen im bisherigen Studium abgelegt wurden.

Drei Fachsemester erhält angerechnet, wer das Vorphysikum der Tiermedizin und zusätzlich den regelmäßigen und erfolgreichen Besuch einiger Praktika, die im Tiermedizinstudium im dritten und vierten Fachsemester zu besuchen sind, nachweist.

Vier Fachsemester erhält angerechnet, wer das Vorphysikum und den regelmäßigen und erfolgreichen Besuch aller Praktika, die im Tiermedizinstudium während der ersten vier Fachsemester zu besuchen sind, nachweist. Absolvierte Prüfungen in einzelnen dieser Fächer, die im Tiermedizinstudium im Physikum abgeprüft werden, können zusätzlich anerkannt werden.

Da es in den letzten Jahren bei der Form der Studiengänge an den deutschen Universitäten deutliche Veränderungen, z. B. in Form der Schaffung von Bachelor- und Master-Studiengängen, gegeben hat, wird bei der Beurteilung der Wertigkeit nachgewiesener Studien- und Prüfungsleistungen nun möglicherweise noch vermehrt darauf geachtet werden, in welchem Studiengang (schon bisher wurde beachtet: Lehramts- oder Diplom-Studiengang?) die Leistungen erbracht wurden.

Über die Anrechenbarkeit von solchen Studien- und Prüfungsleistungen, die im Tiermedizinstudium während des klinischen Studienabschnitts zu erbringen sind, erfolgt eine Entscheidung nach Lage des Einzelfalls. Auch hier gilt: Alle Prüfungen der Anrechenbarkeit von Studien- und Prüfungsleistungen erfolgen durch die jeweilige tierärztliche Fakultät. Der Bescheid gilt auch nur für die jeweilige Fakultät! Die Anrechnung mindestens eines Fachsemesters berechtigt zur Bewerbung für das nächsthöhere Fachsemester direkt bei der betreffenden tiermedizinischen Bildungsstätte. Früh genug bewerben! Das bedeutet u. U. einige Monate vor dem Beginn des jeweiligen Semesters (an der Tierärztlichen Hochschule Hannover z. B. drei Monate). Diesbezüglich bei den Fakultäten früh genug erkundigen. Zu beachten ist, dass die Lehrveranstaltungen der ungeradzahligen Fachsemester nur im Wintersemester angeboten werden und die der geradzahligen Fachsemester nur im Sommersemester. Die Direktbewerbung für ein höheres Fachsemester schließt eine gleichzeitige – über die ZVS laufende – Bewerbung um einen Studienplatz im ersten Fachsemester nicht aus.

Hat man noch keinen Studienplatz erhalten, will aber für den Fall des Quereinstiegs die Anrechenbarkeit von Studien- und Prüfungsleistungen beantragen, wende man sich mit einem entsprechenden formlosen Antrag, dem man die Nachweise beifügt, an die jeweilige tiermedizinische Fakultät.

Erhält man einen Studienplatz im ersten Semester und hat bereits in einem verwandten Studiengang ein oder mehrere Semester studiert, können ebenfalls Studienleistungen angerechnet werden. Man kann sich dann über eine Entlastung von manchen Veranstaltungen oder auch von ganzen Fachsemestern freuen. Bei den derzeitigen Studentenzahlen wird bei einer Zulassung zum ersten Semester ein Aufrücken in höhere Fachsemester auf Grund anerkannter Studienleistungen wahrscheinlich nicht gestattet. Dies könnte nur geschehen, wenn im höheren Fachsemester ein Studienplatz frei würde. Es gilt hier das Gleiche wie bei den Quereinsteigern. Ein zusätzliches juristisches Problem ist, dass der frei werdende Platz im ersten Fachsemester u. U. mit einem weiteren Bewerber besetzt werden müsste. Dies liegt nicht im Interesse der überfüllten Ausbildungsstätten.

Zwei Prozent der zur Verfügung stehenden Studienplätze gehen an Bewerber für ein Zweitstudium. Diese Studienplätze werden auch von der ZVS vergeben. Gleichzeitig mit der Bewerbung bei der ZVS ist von der Hochschule, an der man studieren möchte, ein Gutachten über die Motive des Bewerbers für sein angestrebtes Zweitstudium anzufordern. Die auswählenden Kommissionen legen im Allgemeinen Wert darauf, dass das Zweitstudium Tiermedizin als sinnvolle Ergänzung des Erststudiums und zur Erlangung besonderer Qualifikationen durch diese Kombination dient. Bewerbungen sollten entsprechend begründet werden. Absolventen der Studiengänge Landwirtschaft und Biologie stellen das Gros der so zugelassenen Studenten.

8 Weiterbildung

Auf Grund der zunehmenden Anzahl von Tierärzten wird sich auch in diesem Beruf auf Dauer eine Spezialisierung nach einem vielseitigen Hauptstudium durchsetzen. Die Weiterbildung ist eine der Hauptaufgaben der Tierärztekammern (die Tierärztekammern sind die nach jeweiligem Landesrecht gesetzlich berufenen Vertretungen der Tierärzte), zu deren Erfüllung sie jeweils für ihren Zuständigkeitsbereich gültige Weiterbildungsordnungen beschließen.

„Ziel der Weiterbildung ist es, Tierärztinnen und Tierärzten nach Abschluss ihrer Berufsausbildung im Rahmen einer Berufstätigkeit und durch theoretische Unterweisung eingehende Kenntnisse, Erfahrungen und Fertigkeiten zu vermitteln, die befähigen und berechtigen, neben der Berufsbezeichnung weitere Bezeichnungen als Hinweis auf besondere oder andere zusätzliche Kenntnisse oder Fähigkeiten zu führen. Sie dient auch der Sicherung der Qualität tierärztlicher Berufsausübung" (§ 1 der Weiterbildungsordnung der Tierärztekammer Niedersachsen).

Die Weiterbildungsordnungen der verschiedenen Tierärztekammern unterscheiden sich nur geringfügig. Je nach Kammer und Fachgebiet darf man nach einer drei- bis fünfjährigen Tätigkeit unter Leitung eines zur Weiterbildung von der Kammer ermächtigten Tierarztes und einer erfolgreich abgelegten Prüfung eine entsprechende Fachtierarztbezeichnung führen. Die Weiterbildung vollzieht sich im Rahmen von Arbeitsverhältnissen und/oder parallel zu solchen. Man übt also den Beruf aus und qualifiziert sich gleichzeitig weiter. Genaueres ist den Weiterbildungsordnungen der Kammern zu entnehmen. In Niedersachsen z. B. sind derzeit folgende Gebietsbezeichnungen zulässig:

Tierärztekammer Niedersachsen
Liste der Gebiets- und Teilgebietsbezeichnungen:

1. Fachtierarzt für Anatomie
2. Fachtierarzt für Fische
3. Fachtierarzt für Geflügel
4. Fachtierarzt für Kleintiere
   - 4.1 Teilgebiet Chirurgie
   - 4.2 gestrichen
   - 4.3 gestrichen
   - 4.4 Teilgebiet Innere Medizin
   - 4.5 gestrichen
   - 4.6 gestrichen
   - 4.7 gestrichen
5. Fachtierarzt für Klinische Laboratoriumsdiagnostik
6. Fachtierarzt für Lebensmittel
   - 6.1 gestrichen
   - 6.2 Teilgebiet Lebensmitteltoxikologie
7. Fachtierarzt für Mikrobiologie
   - 7.1 Teilgebiet Bakteriologie und Mykologie
   - 7.2 Teilgebiet Virologie
8. Fachtierarzt für Milchhygiene
9. Fachtierarzt für Parasitologie
10. Fachtierarzt für Pathologie
    - 10.1 Teilgebiet Toxikopathologie
11. Fachtierarzt für Pferde
    - 11.1 Teilgebiet Chirurgie
    - 11.2 Teilgebiet Innere Medizin
    - 11.3 Teilgebiet Orthopädie
    - 11.4 Teilgebiet Reproduktionsmedizin
12. Fachtierarzt für Pharmakologie und Toxikologie
13. Fachtierarzt für Physiologie und Physiologische Chemie
14. Fachtierarzt für Reproduktionsmedizin
15. Fachtierarzt für Rinder
16. Fachtierarzt für Kleine Wiederkäuer
17. Fachtierarzt für Schweine
18. Fachtierarzt für Tierernährung und Diätetik
19. Fachtierarzt für Tierhygiene
20. Fachtierarzt für Tierschutzkunde
21. Fachtierarzt für Tierverhalten
22. Fachtierarzt für Tropenveterinärmedizin
23. Fachtierarzt für Versuchstiere
24. Fachtierarzt für Wildtiere
    - 24.1 Teilgebiet Einheimisches Wild
    - 24.2 Teilgebiet Zootiere
25. Fachtierarzt für Öffentliches Veterinärwesen
26. Fachtierarzt für Molekulargenetik und Gentechnologie
27. Fachtierarzt für Epidemiologie
28. Fachtierarzt für Fleischhygiene
    - 28.1 Teilgebiet Lebensmitteltoxikologie
29. Fachtierarzt für Anästhesiologie, Intensivmedizin und Schmerztherapie

Andere Tierärztekammern listen noch andere Fachtierarztbezeichnungen auf. Beispiele: Fachtierarzt für Pelztiere, Fachtierarzt für Reptilien, Fachtierarzt für Bienen, Fachtierarzt für Chirurgie, Fachtierarzt für Innere Medizin und Fachtierarzt für Radiologie.

In fachlichen Bereichen, für die es keine Fachtierarztbezeichnungen gibt, kann man durch Weiterbildungen das Recht zum Führen von Zusatzbezeichnungen erhalten, die darauf hinweisen, dass spezielle Kenntnisse vorhanden sind.

In Niedersachsen z. B. sind derzeit folgende Zusatzbezeichnungen möglich:

1. Akupunktur
2. Homöopathie
3. Hygiene- und Qualitätsmanagement im Lebensmittelbereich
4. Physikalische Therapie
5. Reptilien/ Amphibien
6. Tierärztliche Bestandsbetreuung und Qualitätssicherung im Erzeugerbetrieb - Rind
7. Tierärztliche Bestandsbetreuung und Qualitätssicherung im Erzeugerbetrieb - Schwein
8. Tierärztliche Betreuung von Pferdesportveranstaltungen
9. Verhaltenstherapie
10. Heimtiere und Ziervögel
11. Augenheilkunde beim Kleintier
12. Augenheilkunde beim Pferd
13. Zahnheilkunde beim Kleintier
14. Zahnheilkunde beim Pferd
15. Dermatologie
16. Kardiologie
17. Bestandsbetreuung Wirtschaftsgeflügel

Die Weiterbildung kann in Hochschuleinrichtungen, in der Industrie, in staatlichen Laboratorien, in privaten Tierarztpraxen oder -kliniken und an weiteren Orten erfolgen. Wichtig ist: Seitens der zuständigen Landestierärztekammer muss eine Anerekennung als Weiterbildungsstätte erteilt worden sein!

Auch auf europäischer Ebene kann man sich fortbilden. Zum Beispiel im Bereich Chirurgie oder im Bereich Innere Medizin, aber auch in einer Reihe von anderen Disziplinen. Dazu geben u.a. die Websites des European Board of Veterinary Specialisation (http://ebvs.be), des European College of Veterinary Surgeons (www.ecvs.org) und des European College of Veterinary Internal Medicine (www.ecvim.org) weitere Auskunft.

Neben der Weiterbildung unter Kammerhoheit bietet ein vertiefendes Studium die Möglichkeit zur Spezialisierung. Das vertiefende Studium ist aber in erster Linie etwas für potentiellen wissenschaftlichen Nachwuchs. Wer also seine Zukunft in der wissenschaftlichen Forschung sieht, sollte über ein vertiefendes Studium nachdenken. Von den tierärztlichen Fakultäten bietet derzeit nur die Tierärztliche Hochschule Hannover ein weiterführendes Studium für Tiermediziner an. Dieses Studium wird als PhD-Studium bezeichnet. Es steht Absolventen aller veterinärmedizinischen Fakultäten offen, aber auch Personen, die einen Abschluss eines Studiums der Medizin, der Naturwissenschaften (z.B. Biologie) oder der Agrarwissenschaften vorweisen können. Die Bewerber müssen überdurchschnittliche Studienleistungen nachweisen können und eine besondere Motivation zur wissenschaftlichen Arbeit erkennen lassen. Die Tierärztliche Hochschule Hannover, bzw. ihre Graduate School for Biomedical Sciences, bietet derzeit zwei PhD-Studiengänge an. Der eine heißt „Veterinary Research and Animal Biology" und der andere „Systems Neuroscience". Beim zweitgenannten Programm kooperiert die Tierärztliche Hochschule mit der Medizinischen Hochschule Hannover und der Musikhochschule Hannover.

Nach dem erfolgreichen Abschluss des PhD-Studiums und der Ablegung der PhD-Prüfung erfolgt die Verleihung des akademischen Grads eines „Philosophical Doctor". Diesen akademischen Ehrentitel hat man aus dem englischsprachigen Raum übernommen. Der Titel wird dort auch an Naturwissenschaftler verliehen, die mit der Absicht, in der wissenschaftlichen Forschung ihr berufliches Betätigungsfeld zu finden, eine umfangreichere wissenschaftliche Arbeit nach dem Grundstudium angefertigt haben. Sollte ein Absolvent des PhD-Studiums, den es später doch noch in die tierärztliche Praxis zieht, den Wunsch äußern, den Ph.D.-Titel gegen den Titel eines Dr. med. vet. einzutauschen, wird diesem Wunsch an der Tierärztlichen Hochschule Hannover entsprochen werden.

Für das PhD-Studium an der Tierärztlichen Hochschule gilt eine Regelstudienzeit von drei Jahren. Ziel des PhD-Studiums ist die Befähigung zur vertieften selbstständigen wissenschaftlichen Arbeit und eine erweiterte berufliche Qualifikation für Aufgaben in der Forschung. Das Aufbaustudium soll also der Heranbildung des wissenschaftlichen Nachwuchses für Aufgaben innerhalb und außerhalb der Hochschule dienen. Die Lehrveranstaltungen werden zumindest zum Teil in englischer Sprache abgehalten. Im Rahmen des Studiums sind nicht nur Kurse und Seminare zu besuchen, sondern es sind auch experimentelle Forschungsarbeiten durchzuführen. Mindestens 80 % der Lehrveranstaltungen sollen inhaltlich mit dem Projekt des jeweiligen PhD-Studenten zusammenhängen. 20 % sollen fachübergreifende Lehrveranstaltungen (z. B. zu allgemeiner Versuchstechnik und Gerätekunde, Grundlagen der Versuchsplanung und -protokollierung, Grundlagen der Molekularbiologie, Versuchstierkunde, Tierschutzbestimmungen, Biostatistik, Literaturermittlung und wissenschaftlicher Kommunikation) sein.

Eine Reihe von Instituten und Kliniken der Tierärztlichen Hochschule beteiligt sich an den Studienangeboten für die PhD-Studierenden und ermöglicht Interessierten auch eine im Rahmen des PhD-Studiums zu erstellende wissenschaftliche Arbeit und damit den Start in eine Wissenschaftlerkarriere in jeweiligen Fachgebiet. Bei einem besonderen Interesse an einem Fachgebiet ist eine gezielte Nachfrage immer zu empfehlen.

! Detailliertere Informationen zu den PhD-Studiengängen an der Tierärztlichen Hochschule Hannover finden sich unter www.tiho-hannover.de.

Die Kontaktadresse für Anfragen und Bewerbungen lautet:

Graduate School for Biomedical Sciences
Bünteweg 2, 30559 Hannover
Tel. (05 11) 9 53 80 91, E-Mail: beate.poettmann@tiho.hannover.de

Auch so genannte Graduiertenkollegs bieten besondere Möglichkeiten. An einem Graduiertenkolleg wirken verschiedene Institute und/oder Kliniken einer Fakultät, Einrichtungen mehrere Fakultäten einer Universität oder auch Institutionen mehrerer Universitäten mit. Die beteiligten Professoren haben ein Themengebiet definiert, an dem sie gemeinsam Interesse haben und für dessen Bearbeitung sie wissenschaftlichen Nachwuchs gewinnen und fortbilden wollen. Durch Kooperation (auch interdisziplinär) will man zudem in dem Gebiet gemeinsam beschleunigt wissenschaftliche Fortschritte erzielen. Daran sollen Doktoranden mitwirken, deren Doktorarbeiten in das Themengebiet fallen. Diese Doktoranden sollen aber nicht nur ihre eigenen Arbeiten verfolgen, sondern auch in organisierter Form (Vortragsveranstaltungen usw.) über die Forschungsarbeit im gesamten Projekt infomiert werden und Informationsaustausch mit den anleitenden Wissenschaftlern und auch untereinander pflegen. Für solche Graduiertenkollegs gibt es einige Jahre lang besondere finanzielle Förderungen seitens die Forschung fördernder Institutionen wie die Deutsche Forschungsgemeinschaft (DFG). Dazu gehören auch Stipendien für Doktoranden.

An der Tierärztlichen Hochschule Hannover existiert seit dem Jahr 2001 ein Graduiertenkolleg mit dem Titel „Mucosale Erreger-Wirt-Interaktionen". Da geht es also um Vorgänge, die sich beim Kontakt von Schleimhäuten und Krankheitserregern (Bakterien, Pilzen und Viren) abspielen. An dem Graduiertenkolleg sind auch Forscher von der Medizinischen Hochschule Hannover, also aus dem Bereich der Humanmedizin, beteiligt. (Detailliertere Informationen finden Sie auf der Website der TiHo-Hannover und dort über den Punkt „Weiterbildung".) An der veterinärmedizinischen Fakultät der Justus-Liebig-Universität Gießen hat man bereits 1998 ein Graduiertenkolleg mit dem Titel „Molekulare Veterinärmedizin" eingerichtet. Hinter der Gründung dieses Kollegs steckte die Absicht Doktoranden mit molekularbiologischen Forschungsmethoden und Fragestellungen in großer (veterinärmedizinischer) Breite bekannt zu machen. Praktika, Kurse und Workshops dienen dazu. Die Kollegiaten arbeiten zudem an den beteiligten Hochschuleinrichtungen an ihren eigenen wissenschaftlichen Projekten/Promotionsarbeiten. Die Fakultät erwartet für die Zukunft einen weiter wachsenden Bedarf an derart ausgebildeten Tiermedizinern in der öffentlichen und privaten Forschung, in der pharmazeutischen Industrie, in der Tierzucht und weiteren Arbeitsgebieten. Die Kollegiaten sollen das Programm des Graduiertenkollegs in drei Jahren durchlaufen.

Weiterführende und vertiefende Studiengänge mit Themenschwerpunkten aus den Feldern Medizin bzw. Biologie gibt es auch an anderen deutschen Universitäten. Da die Grenzen zwischen den Fächern insbesondere in der medizinischen Grundlagenforschung fließend sind, dürfte sich ein Studium der Angebote anderer Universitäten (insbesondere der Fakultäten Medizin, Biologie und Pharmazie) lohnen, wenn man sich eine berufliche Zukunft in der biomedizinischen Forschung vorstellen kann. Man sollte dann nach so genannten Master-Studiengängen und (vor allem) PhD-Studiengängen Ausschau halten. Auch Graduiertenschulen (siehe z.B. die Liste auf der Webseite der Deutschen Forschungsgemeinschaft www.dfg.de) sind dann von Interesse. Nahe liegend ist auch die Absolvierung eines Aufbaustudiums zum Thema Public Health. Die Möglichkeit dazu gibt es an verschiedenen Studienorten (siehe unter Studium der Humanmedizin). Studiengänge mit medizinischen Bezügen können auch dort entstehen, wo es weder eine human- noch eine veterinärmedizinische Fakultät gibt. Auch zu wissenschaftlichen Disziplinen, an die man nicht unbedingt sofort denkt, wie den Maschinenbau, gibt es Übergangsmöglichkeiten. Zum Beispiel gibt es an der Leibniz Universität Hannover einen vertiefenden Studiengang Biomedizintechnik, in dessen Rahmen diese Universität Kontakte zur Medizinischen Hochschule Hannover und zur Tierärztlichen Hochschule Hannover pflegt. Studienberatungsbüros der Hochschulen können aktuelle Hinweise auf biomedizinisch ausgerichtete Vertiefungs- bzw. Spezialisierungsstudiengänge geben. Wer in die

Forschung will, sollte daran denken, dass für eine Karriere in diesem Bereich ein „Ausflug" an eine ausländische Uni, z. B. eine in den USA, meist sehr von Vorteil ist. Denn es wird sehr gern gesehen, dass man im Ausland Erfahrung gesammelt hat. Ganz abgesehen von der im Rahmen eines solchen Aufenthalts wahrscheinlich verbesserten Fremdsprachenkompetenz.

An der veterinärmedizinischen Fakultät der Freien Universität in Berlin werden so genannte postgraduale (nach dem ersten Studienabschluss vertiefende) Master-Studiengänge „Veterinary Public Health / Internationale Tiergesundheit" angeboten. Diese Studiengänge sind in erster Linie für Graduierte aus Ländern Asiens (Thematischer Schwerpunkt: Veterinary Public Health), Südamerikas (Thematischer Schwerpunkt: Food Chain Management) und Afrikas (Thematischer Schwerpunkt: Epidemiologie) konzipiert. Zum Konzept gehört jeweils die Kooperation mit Partneruniversitäten und Veterinärinstitutionen in Ländern der genannten Kontinente aus den genannten Überseeregionen. Das Studium dauert etwa zwei Jahre.

i Anfragen zu diesem Studienangebot sind zu richten an:

Freie Universität Berlin, Fachbereich Veterinärmedizin
Postgraduierte Studien Internationale Tiergesundheit
Dr. Maximilian Baumann
Königsweg 67, 14163 Berlin
Tel.: (0 30) 83 86 25 42, Fax (0 30) 83 86 25 47
Internet: www.vetmed.fu-berlin.de (dort unter „Einrichtungen/weitere Einrichtungen...") E-Mail: lebel@vetmed.fu-berlin.de

Selbstverständlich kann ein Erststudium Tiermedizin auch durch ein Zweitstudium ergänzt werden. Auch wenn es andersherum (Zweitstudium in Tiermedizin) bisher häufiger praktiziert worden sein mag.

Neben der Weiterbildung steht die so genannte ständige Fortbildung der Tierärzte. Zu dieser sind alle Mitglieder des Berufsstands verpflichtet. Man muss sich fachlich auf dem Laufenden halten. Das ist auch aus juristischen Gründen geboten. Denn wenn bei einem juristischen Streit gutachterlich festgestellt wird, dass man nicht nach dem aktuellen Wissenstand des Faches gehandelt hat, ist das nachteilig. Die Fortbildung vollzieht sich meist in kurzen Fachseminaren (Wochenenden), Kongressen und über Fachzeitschriften. Es gibt zahlreiche Veranstalter von Fortbildungen. Zu diesen zählen unter anderem die Akademie für tierärztliche Fortbildung (ATF), die tierärztlichen Fakultäten, die Deutsche Veterinärmedizinische Gesellschaft (DVG), die Tierärztekammern, tierärztliche Berufsverbände wie der Bundesverband der praktizierenden Tierärzte und der Berufsverband der beamteten Tierärzte, Fachbehörden wie staatliche veterinärmedizinische Untersuchungsinstitute, pharmazeutische Unternehmen und andere private Organisatoren. Einen umfangreichen Kalender mit Terminen von Fortbildungsveranstaltungen bietet z. B. das monatlich erscheinende Deutsche Tierärzteblatt, das alle approbierten Tiermediziner in Deutschland laufend erhalten

9 Berufsbild und Berufsaussichten

Berufsbild

Gesetzliche Grundlage für die Ausübung des tierärztlichen Berufs ist die Bundes-Tierärzteordnung. Sie regelt u.a., wer, wie und unter welchen Voraussetzungen seine Approbation und damit die staatliche Erlaubnis zur Ausübung des Berufs erhält. Außerdem werden hier in § 1 Abs. 1 auch die tierärztlichen Berufsaufgaben umrissen:

„Der Tierarzt ist berufen, Leiden und Krankheiten der Tiere zu verhüten, zu lindern und zu heilen, zur Erhaltung und Entwicklung eines leistungsfähigen Tierbestandes beizutragen, den Menschen vor Gefahren und Schädigungen durch Tierkrankheiten sowie durch Lebensmittel und Erzeugnisse tierischer Herkunft zu schützen und auf eine Steigerung der Güte von Lebensmitteln tierischer Herkunft hinzuwirken." (Siehe im Internet z. B. unter www.bundestieraeztekammer.de. Dort unter „Satzungen/Ordnungen".)

Bereits diese kurze Aufgabenbeschreibung lässt erkennen, wie groß das Berufsfeld der Tierärzte ist und wie vielfältig die Tätigkeiten der Tiermediziner. Alle verschiedenen großen tierärztlichen Tätigkeitsfelder eingehender zu beschreiben, würde den Rahmen dieses Studienführers sprengen, da es sich beim Tierarzt eben nicht nur um den Untersucher und Behandler von Einzeltieren handelt. Um die einseitig auf den praktizierenden Tierarzt ausgerichteten Berufsvorstellungen zu ergänzen, soll anhand der abgedruckten Übersicht auf den Seiten 208 f. die derzeitige zahlenmäßige Verteilung der Tierärzte auf die verschiedenen Laufbahnen aufgezeigt werden.

Die Spezialisierung innerhalb des tierärztlichen Berufsstands nimmt zu. Dies gilt auch für in Praxen tätige Tiermediziner, obwohl auch noch Generalisten anzutreffen sind. Diese sollten heutzutage ihre fachlichen Grenzen kennen und beachten. Die so genannten Praktiker, die derzeit etwas mehr als die Hälfte der in Deutschland tätigen Tierärzte ausmachen (ca. 16.000 von 24.000) spezialisieren sich auf bestimmte Tierartengruppen, zum Beispiel auf landwirtschaftliche Nutzgroßtiere, zu denen u.a. Rinder und Schweine gezählt werden, auf Geflügel oder auf Kleintiere, zu denen Hunde und Katzen gerechnet werden.

Aber es gibt auch weitergehende Spezialisierungen z. B. auf einzelne Tierarten oder enger gefasste Tiergruppen (Pferde, Reptilien, Ziervögel, Fische u. a.) und Spezialisierungen auf bestimmte Tätigkeiten wie chirurgische Eingriffe, instrumentelle Samenübertragung und Fruchtbarkeitsmanagement oder Bestandsbetreuung und Managementberatung in landwirtschaftlichen Betrieben.

In größeren tierärztlichen Praxen arbeiten Tiermediziner mit verschiedenen Spezialisierungen teilweise zusammen, um die steigenden Erwartungen der Klientel erfüllen zu können. Auf dem Gebiet der „Kleintiermedizin" bietet man heute häufig das in der Humanmedizin in medizinisch ähnlich liegenden Fällen übliche Niveau in Diagnostik und Therapie. Damit verbunden sind selbstverständlich entsprechende Kosten für die Tierbesitzer. Manche Tierbesitzer lassen sich von diesen Kosten aber nicht abschrecken. Andere Tierbesitzer wägen allerdings jede Ausgabe eingehend ab, insbesondere, wenn der finanzielle Aufwand für die Beschaffung eines neuen Tiers viel niedriger ist als der für die ordentliche bzw. viele medizinische Möglichkeiten ausschöpfende Untersuchung und Behandlung. (Der Preis einer Computertomographie übersteigt z. B. den Preis eines Kaninchens ganz erheblich.) Die Behandlung chronischer Leiden bei Tieren ist diesbezüglich besonders problematisch.

In der Praxis tätige Tiermediziner sollen nicht selten Wunder vollbringen. Tierärzte sollen oft eine exakte Diagnose stellen, ohne kostspielige Untersuchungsverfahren anzuwenden. Sie sollen häufig genaue Vorhersagen darüber machen, ob ein erkranktes Tier wieder gesund werden wird, ob die therapeutischen Maßnahmen greifen werden oder nicht und ob sich (im Bereich der Tierproduktion) die Behandlung „rechnet". Sie sollen manchmal heilen, ohne dass die Heilung mit größerem finanziellen Aufwand verbunden ist oder einen Arbeitseinsatz des Tierbesitzers verlangt. Klar, dass es dann schwierig werden kann. Der geschickte Umgang mit den Patientenbesitzern ist für praktizierende Tierärzte sehr wichtig!

Verschwiegen werden soll aber auch nicht, dass viele Tierärzte einen Großteil der Zufriedenheit mit ihrem Beruf aus dem Umgang mit dem freundlichen und dankbaren Teil der Klientel ziehen, ebenso wie aus dem Umgang mit den Tieren. Dieser stellt sich je nach Tätigkeit allerdings recht unterschiedlich dar: Schließlich soll das Schwein z. B. letztlich zur Schlachtbank wandern, während z. B. die Katze ihrem Halter noch lange Freude bereiten soll.

Ein nicht unerheblicher Teil der Tierärzteschaft (ca. 3.100 Tierärzte) arbeitet im öffentlichen Veterinärwesen. Da dieser Bereich weniger bekannt ist als die tierärztliche Praxis, folgen dazu einige Hinweise.
Vor den Zugang in das sichere Beamtenverhältnis hat Vater Staat für die Tiermediziner in der Regel das so genannte Kreisexamen gesetzt (der Begriff stammt daher, dass die meisten Amtsveterinäre in den Veterinärbehörden von (Land-)Kreisverwaltungen und den Verwaltungen kreisfreier Städte arbeiten). In einigen Bundesländern ist vor diese Prüfung über die „Befähigung zum höheren Veterinärdienst" ein zweijähriges Referendariat vorgeschaltet. Während dieser Ausbildungsphase bezieht man ein bescheidenes Referendarsgehalt.

Zugang zum Referendariat erhält man in der Regel nur, wenn man einen Doktortitel vorweisen kann, und u. U. wird auch verlangt, dass man mindestens ein Jahr lang Berufserfahrung durch Arbeit in der (Großtier-)Praxis gesammelt hat. Hinsichtlich dieser Anforderungen gab es in den vergangenen Jahren aber Bewegung. (Alles eine Frage des aktuellen Angebots an Interessenten für solche Arbeitsplätze!) Für die Einstellung in den Vorbereitungsdienst darf man jedoch auch nicht zu alt sein. Hat der Bewerber mehr als 34 Lenze auf dem Buckel, weisen ihn manche Bundesländer bereits ab. Aber man hört auch immer wieder einmal von Tierärzten, die in einem deutlich höheren Alter noch in den Bereich des öffentlichen Veterinärwesens gewechselt sind. Also im Zweifel nachfragen!

Nach einem erfolgreich abgelegten Kreisexamen wird man keineswegs automatisch in den Staatsdienst übernommen. Man besitzt dann jedoch ein Attest über die Befähigung für die amtliche Tätigkeit z. B. in Sachen Fleisch- und Lebensmittelhygiene, Tierseuchenbekämpfung oder Tierschutz. Damit kann man sich auf Beamtenposten bewerben und die meisten Absolventen finden schließlich einen Platz in einem Amt. Ihre Tätigkeit spielt sich aber durchaus nicht nur am Schreibtisch ab! Insbesondere nicht, wenn sie nicht in den oberen Regierungsbehörden, sondern an der Basis arbeiten. Da können Kontrolltätigkeiten vor Ort in Schlachtbetrieben oder auf Bauernhöfen sowie in Tierarztpraxen, Außendienst bei der Bearbeitung von Tierschutzfällen u. Ä. mehr tägliches Brot sein.

In der Praxis

11.546 (6.784 / 4.762)

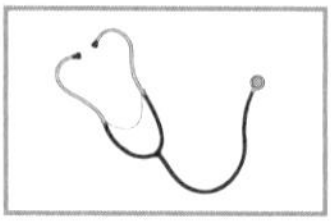

oft zusätzlich tätig

- in der amtlichen Schlachttier- und Fleischuntersuchung
- in der amtlichen Überwachung des Verkehrs von Lebensmitteln tierischer Herkunft
- in der amtlichen Tierseuchenbekämpfung
- bei den organisierten Tiergesundheitsdiensten des Staates oder der Landwirtschaft
- in der Haustierbesamung und im Embryotransfer bei landwirtschaftlichen Vereinigungen und Genossenschaften

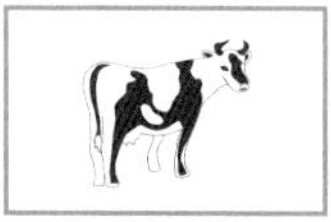

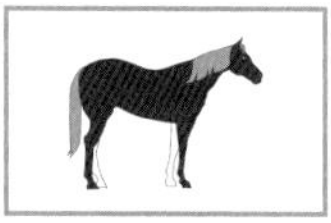

Assistent des praktizierenden Tierarztes

4.926 (1.055 / 3.871)

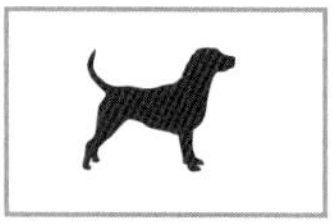

Vertreter des praktizierenden Tierarztes

420 (123 / 297)

Angestellter bei landwirtschaftlichen Genossenschaften

169 (66 / 103)

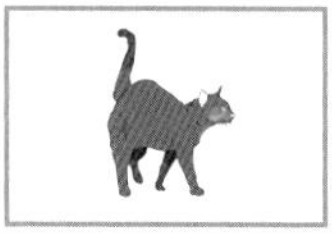

Im öffentlichen Veterinärwesen

5.317 (2.427 / 2.890)

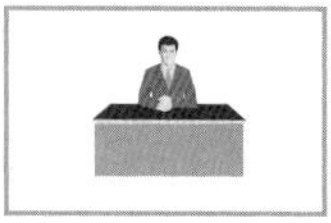

bei Bundes- und Landesministerien, Regierungs- bzw. Verwaltungsbezirken, Kreisen und Gemeinden

Aufgaben nach gesetzlichen Vorschriften:

- Tierseuchenbekämpfung
- Tierkörperbeseitigung
- Tierschutz
- Lebensmittelüberwachung
- Fleisch-, Lebensmittel- und Milchhygiene
- Schlachttier- und Fleischuntersuchung

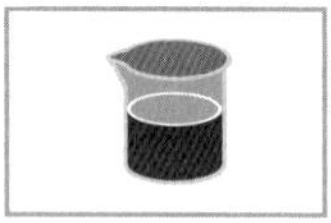

bei Veterinär- und Lebensmitteluntersuchungsämtern

Aufgaben nach gesetzlichen Vorschriften:

- Tierseuchendiagnostik
- Lebensmitteluntersuchungen
- Rückstandsuntersuchungen

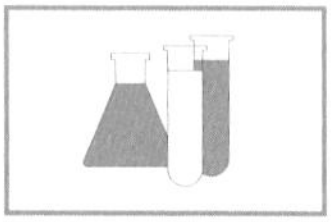

In d

1.26

- Pha
- Fut
- Fle
- Ver
- u.a

An a

1.68

Univ
Hoch
Fach

- Leh
- Fors
- Dier

T
Bun

*Quell

ınd freien Wirtschaft
ł)

ɔustrie

ı

schaften

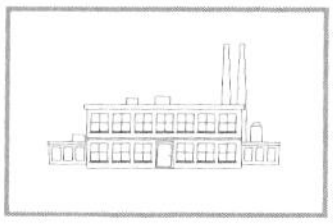

ı Bildungsstätten
˙)

rarzt

ıusübungen

aufbahnen

ı Tätige in der
ɔlik Deutschland*

31.12.2008

1.500 / 13.335)

ʼnnlich / weiblich)

ɹrärzteschaft in der Bundesrepublik
(DTBl. 5/2009 S. 650)

In Forschungsanstalten
260 (106 / 154)

Bundeseinrichtungen für Verbraucherschutz

- Bundesamt für Verbraucherschutz und Lebensmittelsicherheit (BVL)
- Bundesinstitut für Risikobewertung (BfR)

Bundesamt für Sera und Impfstoffe
Paul-Ehrlich-Institut (PEI)

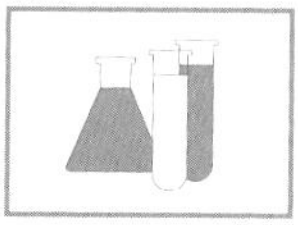

Bundesforschungsanstalt für

- Ernährung und Lebensmittel
- Landwirtschaft

Bundesforschungsinstitut für Tiergesundheit
Friedrich-Loeffler-Institut (FLI)

Max-Planck-Gesellschaft

Wissenschaftsgemeinschaft G.-W.-Leibniz e. V.

Sonstige veterinärmedizinische Tätigkeit
564 (206 / 358)

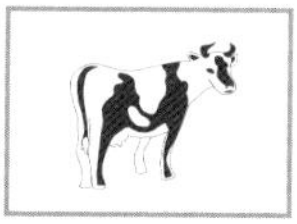

In der Bundeswehr 83 (54 / 29)

Auslandstätigkeiten
490 (152 / 338)

- Internationale Organisationen (WHO, FAO, GTZ u.a.)
- Entwicklungsländer
- Fleischexportländer

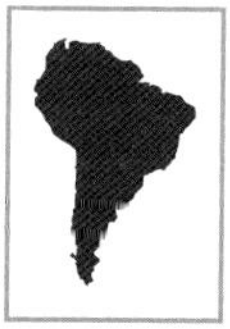

Bei mindestens 5 1/2 Jahren Studium, sagen wir zwei Jahren Arbeit an der Promotion, einem Jahr Praxistätigkeit und einem gnädig verkürzten Referendariat von 1 1/2 Jahren ist es ein weiter Weg bis zum Beamtenschreibtisch und einer Eingangsbesoldung nach A13 (wie sie z. B. auch Gymnasiallehrer erhalten). Tätig zum Schutze der Verbraucher vor Lebensmitteln mit Qualitätsmängeln, der Volksgesundheit gegen Infektionsgefahren durch Lebensmittel und durch von Tieren übertragbare Krankheiten, der Landwirtschaft vor Tierseuchen, des Menschen vor gefährlichen Tieren und der Tiere gegen Quälerei hat man allerdings einen sicheren und schließlich doch nicht schlecht bezahlten Arbeitsplatz mit klaren Arbeitszeit- und Urlaubsregelungen.

Sie sind am Bereich Forschung und Labordiagnostik in staatlichen Hochschulen, öffentlich finanzierten wissenschaftlichen Einrichtungen wie Bundesforschungsanstalten, in der pharmazeutischen Industrie oder Lebens- bzw. Futtermittelunternehmen, in staatlichen Veterinär- bzw. Lebensmitteluntersuchungsinstitutionen oder in privaten Unternehmen, die diagnostische Labordienstleistungen anbieten, besonders interessiert? Dann bedenken Sie bitte, dass in diesem Bereich im zunehmenden Maße Kenntnisse in modernen biomedizinischen Methoden bis hin zu solchen der Molekularbiologie notwendig sind. Die Absolventen von Weiterbildungen, in denen man mit solchen Methoden vertraut wird, haben besonders gute Chancen im genannten Bereich.

Es sei an dieser Stelle nochmals daran erinnert: Um einen genauen Eindruck vom Beruf zu gewinnen, sollte man in erster Linie mit Personen sprechen, die diesen ausüben. Man kann aber auch ein wenig im Internet recherchieren.

@ Zum Einstieg sind folgende Adressen geeignet:

www.amtstieraerzte.de
www.animal-health-online.de
www.bft-online.de
www.bundestieraerztekammer.de
www.tieraerzteverband.de
www.tiermedizin.de
www.vetion.de
www.vetline.de

Jede Menge Links gibt es unter www.uni-leipzig.de/~mielke/vmonline.htm. Chatten kann man mit Tierärzten und Studierenden unter www.foren4vet.de. Außerdem sind die Websites der tiermedizinischen Fakultäten zu empfehlen.

Arbeitszeiten

Es sei nicht verschwiegen, dass die wenigsten Tiermediziner eine 40-Stunden-Woche haben. Die Tätigkeit in der tierärztlichen Praxis bedeutet heute in Deutschland, im Gegensatz zur Situation in einigen anderen europäischen Ländern, immer noch recht oft Einzelkämpfertum, obwohl es inzwischen auch mehr und mehr größere Praxen gibt, in denen mehrere Tierärzte tätig sind. Wenn aber ein Tierarzt allein in seiner Praxis arbeitet oder nur einen tierärztlichen Assistenten zur Verstärkung hat, hat das Folgen für die Arbeitszeitgestaltung bzw. -begrenzung. Denn in Kleintierpraxen wird häufig dann gearbeitet, wenn ein Großteil der Berufstätigen Freizeit hat! Die Sache mit dem Training im Sportverein kann daher schon mal ein wenig schwieriger werden. Und in Nutztierpraxen ist auch in der Nacht und an Wochenenden und Feiertagen Dienstbereitschaft angezeigt. Schön, wenn man sich da mit einigen Personen abwechseln kann. Die Regelung von Wochenend- und Nachtdiensten ist dann ein wichtiges Thema.

Wer aber so gar kein Mannschaftsspieler ist (Abstimmung kann ja auch anstrengend sein) und lieber allein sein eigenes Ding machen will, der kann ja versuchen, den Nacht- oder Wochenenddienst abwechselnd mit dem Nachbarkollegen zu machen. Was selbstverständlich nicht geht, wenn man diesen in erster Linie als Konkurrenten wahrnimmt. Der Nachbarkollege ist auch schon mal der frühere Assistent bzw. tierärztliche Arbeitgeber. Denn wenn Assistenten mit ihren Arbeitsbedingungen oder dem Gehalt unzufrieden sind, werden sie besonders motiviert, es mit einer eigenen (kleinen) Praxis zu versuchen. Und die kann selbstverständlich auch in der Nähe der bisherigen Wirkungsstätte sein. Wenn man sich eingelebt hat und zudem einen guten Draht zu den Kunden hat, mag man sich vielleicht in die Konkurrenz mit dem alten Platzhirschen stürzen. Zu beachten ist, dass es auch in Zeiten des Mobiltelefons mit erheblichen Einschränkungen verbunden ist, wenn man 24 Stunden täglich erreichbar sein will.

Die Zahl der größeren Praxen und Tierkliniken nimmt aber seit einigen Jahren zu. Denn größere Einheiten haben neben der Arbeitszeitgestaltung einige weitere Vorteile. Man kann
- durch die mögliche Spezialisierung eine größere Palette von Dienstleistungen auf höherem fachlichen Niveau anbieten,
- durch bessere Ausnutzung bei Praxisräumen und Gerätschaften Kosten senken,
- nichttierärztliches Personal besser auslasten und somit den Personalhaushalt entlasten,
- Medikamente in größeren Mengen und daher günstiger einkaufen.

Ist so eine Einheit einmal etabliert, wird es nicht unbedingt einfacher, in ihrer Nachbarschaft mit einer neuen Einzelpraxis erfolgreich zu werden.

Auch für den Bereich der Wissenschaft an staatlichen Hochschulen ist die 40-Stunden-Woche nicht typisch. Wer weiterkommen will (und muss, weil er z. B. sonst evtl. nicht den nächsten befristeten Arbeitsvertrag bekommt), muss sich ranhalten. Wenn man aber noch viel Lehre macht, kommt man mit seiner wissenschaftlichen Arbeit in einer 40-stündigen Arbeitswoche nicht recht weiter. Hat man es bis zum Amt des Professors geschafft und ist daher recht frei in seiner Arbeitszeitgestaltung, ist man möglicherweise an einen deutlich über 40 Arbeitsstunden wöchentlich hinausgehenden Einsatz einfach gewöhnt. Zudem ist man vom eigenen Fach möglicherweise so fasziniert und hat den wissenschaftlichen Ehrgeiz tief verinnerlicht, so dass man nach 40 Arbeitsstunden in der Woche kaum Feierabend macht.

Ist man Produktmanager im Dienste eines Pharmaunternehmens, ist man möglicherweise viel unterwegs und nicht arbeitstäglich früh wieder daheim. Auch an Wochenenden, an den häufig Tagungen stattfinden, kann man im Dienst sein.

Bei Tierärzten im Beamtenverhältnis ist zwar die Arbeitszeit gewöhnlich recht regelmäßig (und am Freitagnachmittag Dienstschluss), aber auch für sie gilt, dass man nicht stets nach einem sieben- bis achtstündigen Arbeitstag nach Hause gehen kann. Als Veterinärbeamter einer Kreisverwaltung muss man an Wochenenden unter Umständen zumindest Rufbereitschaft gewährleisten. Denn jederzeit kann der Ausbruch einer Tierseuche erkannt werden, ein Viehtransporter auf der Autobahn verunglücken, ein dringender Tierschutzfall gemeldet werden oder eine polizeiliche Meldung über die Sicherstellung einer Ladung vermutlich verdorbenen Fleischs eingehen. In solchen Fällen muss die Veterinärbehörde umgehend handeln. Und am Abend des einen oder anderen Werktages kann ein Vortrag auf einer Versammlung von Tierzüchtern o.Ä. auf dem Programm stehen.

Alles nur Beispiele, die erklärlich machen mögen, weshalb in unterschiedlichen Teilen des Berufsfeldes tätige Tiermediziner in aller Regel über 40 Stunden wöchentlich ihrer Arbeit nachgehen.

Die tierärztliche Tätigkeit, lange eine Domäne der Männer, wird derzeit mehr und mehr Frauensache. Wie aus der Übersicht über die Berufsausübungen und Laufbahnen von Tierärztinnen und Tierärzten zu entnehmen ist, waren im tierärztlichen Beruf im Jahr 2004 nur noch wenig mehr Männer als Frauen tätig. Vor einigen Jahrzehnten dominierten die Männer das Bild noch eindeutig. Noch im Jahr 1991

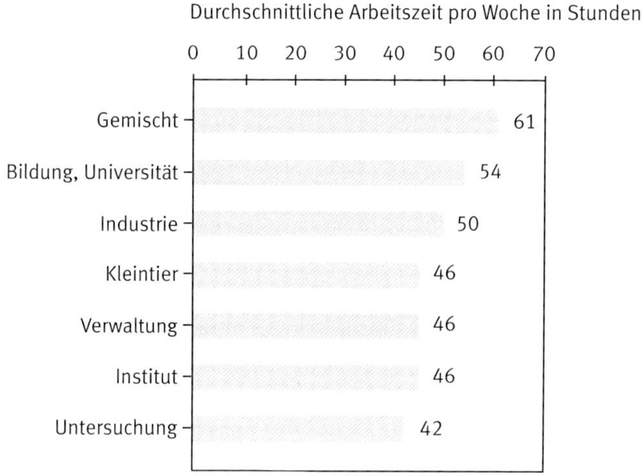

(Quelle: Die qualitative und quantitative Entwicklung des Tierärztlichen Berufsstandes, in: Schriftenreihe des Bundesministers für Jugend, Familie, Frauen und Gesundheit, Band 155, Stuttgart)

waren erst 29,1 % der zum Berufsstand Gehörigen weiblichen Geschlechts. Doch seit etwa zwanzig Jahren gibt es stets deutlich mehr weibliche Studierende der Tiermedizin als männliche. In einigen Jahren stieg der Anteil der Damen an den Erstsemestern auf über 90 %. Inzwischen wird die Zahl der deutschen Tierärztinnen die ihrer männlichen Kollegen überstiegen haben.

Seit Jahren wird in noch überwiegend männlich besetzten berufsständischen Gremien ab und an über die Frage diskutiert, ob ein so hoher Frauenanteil dem tierärztlichen Stand Probleme bereitet. Richtig ist sicher, dass insbesondere die Großtierpraxis auch heute noch erhebliche körperliche Anforderungen an die Berufsausübenden stellt. Da es auch starke Frauen und eher zarte Männer gibt, hängt es aber wohl nicht in erster Linie vom Geschlecht ab, ob diese Anforderungen erfüllt werden können.

In der Großtierpraxis gibt es heute ebenso fachlich beratende Tätigkeiten, wie die klassische schweißtreibende Arbeit, die z. B. eine Geburtshilfe im Stall oder auf der Weide, zu jeder Tages- und Nachtzeit, bei Wind und Wetter, mit den Gummistiefeln im Kot mit sich bringen kann.

Erfolgreich tätige Großtierpraktikerinnen gibt es bereits in größerer Zahl. Allerdings sind Frauen in dieser Sparte des Berufs bisher immer noch deutlich weniger vertreten als in der Kleintierpraxis und den anderen Berufszweigen.

Nach körperlich anstrengender Arbeit unter schwierigen Bedingungen steht aber auch vielen männlichen Studienabsolventen nicht mehr der Sinn. Für all jene, die an der Großtierpraxis Gefallen finden, verbessert dies inzwischen die Aussichten auf einen Job deutlich. Man bedenke bei seiner Schwerpunktsetzung in jungen Jahren allerdings auch die Belastbarkeitsgrenzen, die in späteren Lebensjahren gelten und mache sich Gedanken dazu, wie man seinen Arbeistschwerpunkt später eventuell verschieben kann.

Nebenbei bemerkt: Pferde können treten, Hunde beißen, Katzen kratzen, Laborproben enthalten unter Umständen ansteckende Krankheitserreger, bei der Fleischbeschau kann man sich auch ins eigene Fleisch schneiden. Man muss in vielen Bereichen des tierärztlichen Berufs ein wenig auf der Hut sein.

Tierärztliche Berufstätigkeit und Familienleben miteinander harmonisch zu verbinden, ist für Frauen wie Männer nicht immer leicht. Insbesondere für die große Zahl angehender Tierärztinnen ist von Bedeutung, wie sie einen eventuellen Kinderwunsch mit ihrem beruflichen Fortkommen vereinbaren können. In dem Zusammenhang ist erwähnenswert, dass nach eigenem Eindruck die Zahl von Teilzeitarbeitsplätzen in tierärztlichen Praxen in den letzten Jahren gestiegen ist. Es gibt zudem Kolleginnen und Kollegen, die loben, dass gerade eine Tätigkeit in der (eigenen) Praxis es erlaubt, Berufstätigkeit und (am selben Ort/im selben Haus) stattfindendes Familienleben gut miteinander zu verbinden.

Studierende der Fachrichtung Veterinärmedizin an den veterinärmedizinischen Bildungsstätten der Bundesrepublik Deutschland*:

	Studierende						
		Deutsche		Ausländer		Studienanfänger	
Semester	**insges.**	insges.	weiblich	insges.	weiblich	insges.	weiblich
WS 1993/94	6.892	6.589	4.561	303	174	1.076	855
SS 1994	6.266	5.996	4.548	270	155	0	0
WS 1994/95	6.759	6.496	4.680	263	160	1.034	803
SS 1995	6.126	5.883	4.308	243	146	0	0
WS 1995/96	6.743	6.485	4.857	258	153	1.090	876
SS 1996	6.199	5.882	4.461	237	139	0	0
WS 1996/97	6.617	6.371	4.932	246	154	1.113	874
SS 1997	5.998	5.770	4.543	228	140	0	0
WS 1997/98	6.541	6.289	5.001	252	164	1.108	893
SS 1998	5.948	5.706	4.550	242	157	0	0
WS 1998/99	6.502	6.221	4.968	281	185	1.074	878
SS 1999	6.033	5.767	4.628	266	178	0	0
WS 1999/2000	6.539	6.264	5.073	275	188	1.052	923
SS 2000	5.943	5.675	4.628	268	185	0	0
WS 2000/2001	6.548	6.249	5.118	305	213	1.010	871
SS 2001	5.836	5.567	4.580	269	189	0	0
WS 2001/2002	6.393	6.096	5.072	297	215	999	878
SS 2002	5.794	5.518	4.598	276	201	0	0
WS 2002/2003	6.383	6.087	5.114	296	217	1.016	876
SS 2003	5.683	5.409	4.538	274	205	0	0
WS 2003/2004	6.270	5.961	5.033	309	237	1.049	913
SS 2004	5.661	5.378	4.559	283	200	0	0
WS 2004/2005	6.473	6.121	5.224	316	216	1.16	985
SS 2005	5.587	5.318	4.547	269	188	0	0
WS 2005/2006	6.401	6.108	5.260	293	219	1.086	957

* Quelle: Vet.-med. Bildungsstätten

Von Studierenden abgelegte Staatsprüfungen der Fachrichtung Veterinärmedizin an den veterinärmedizinischen Bildungsstätten der Bundesrepublik Deutschland*:

	Abgelegte Staatsprüfungen von							
	Deutschen				Ausländern			
	bestanden		nicht bestanden		bestanden		nicht bestanden	
Jahr	insges.	weiblich	insges.	weiblich	insges.	weiblich	insges.	weiblich
1990	730	439	0	0	31	11	0	0
1991	769	454	0	0	27	19	0	0
1992	930	557	1	1	42	26	0	0
1993	960	611	0	0	47	25	0	0
1994	881	548	0	0	41	18	1	0
1995	971	594	1	0	40	25	0	0
1996	1.040	671	1	0	30	18	1	0
1997	946	684	0	0	22	6	1	0
1998	840	672	0	0	14	8	0	0
1999	944	773	2	2	29	20	1	0
2000	857	690	0	0	24	13	0	0
2001	890	712	1	1	40	29	0	0
2002	873	687	2	1	24	11	0	0
2003	805	660	0	0	15	14	0	0
2004	851	686	3	2	33	28	0	0
2005	828	719	1	1	34	19	0	0

1989 bis 1991: Berlin (Freie Universität), Gießen, Hannover, München

1992: Berlin (Freie Universität und Humboldt-Universität), Gießen, Hannover, Leipzig, München

Ab 1993: Berlin (Freie Universität nach Fusion mit Fachbereich der Humboldt-Universität), Gießen, Hannover, Leipzig, München

* Quelle: Vet.-med. Bildungsstätten

Berufsaussichten

Die Zukunftsperspektiven für werdende Tierärzte in Deutschland gelten seit Jahren nicht als rosig. Denn Jahr für Jahr stieg die Zahl der beruflich aktiven deutschen Tierärzte. Zum Beispiel von 17.624 im Jahre 1993 auf 22.704 im Jahr 2004. Das ist ein Anstieg von fast 30 % in wenig mehr als zehn Jahren! Die Zahl der Berufsanfänger überstieg jeweils die Zahl derer, die in Ruhestand traten, deutlich. Ein Blick auf die Altersstruktur der derzeitig berufstätigen Tierärzte und ein zweiter auf die Zahl der Studierenden verrät, dass das noch eine Weile so bleiben wird. Da die Zahl der Studierenden aber nun schon lange nicht mehr steigt, wird das zahlenmäßige Wachstum der deutschen Tierärzteschaft voraussichtlich schließlich einmal ein Ende haben. Wo die Tätigkeitsfelder liegen, die in den nächsten zehn Jahren den weiter wachsenden Berufsstand aufnehmen sollen, ist derzeit unklar. Allerdings ist am Beispiel der Humanmedizin in den letzten Jahren deutlich geworden, dass Prognosen zur Entwicklung des Arbeitsmarktes für Mediziner sehr schwierig sind. Seit Jahren wurde vorhergesagt, dass viele junge Humanmediziner keinen Arbeitsplatz finden werden. Nun werden – zumindest in manchen Bereichen – Ärzte dringend gesucht. Wenn auch nicht mehr zu so einladenden Bedingungen wie früher. Treten in der Gesellschaft unerwartet deutliche Umbrüche auf, sind Vorhersagen, die von der Fortsetzung bereits erkennbarer Entwicklungen ausgingen, hinfällig! Aber der Bereich, in dem Tiermediziner beruflich aktiv sind, wird weniger direkt von politischen Entscheidungen und demographischen Entwicklungen beeinflusst als der der Humanmediziner.

Die Statistik über die quantitative Entwicklung des Berufsstands zeigt uns derzeit immerhin, dass in den Bereichen Veterinärverwaltung, Industrie, Institute, Hochschulen und Universitäten sowie Fleischuntersuchung in den letzten Jahren nicht deutlich mehr Tierärzte beschäftigt waren als z. B. fünfzehn Jahre zuvor. Die Zahl der praktizierenden Tierärzte hat hingegen deutlich zugenommen. Sowohl die Zahl der in eigener Praxis tätigen Tierärzte als auch die Zahl der Praxisassistenten ist in den letzten Jahren immer wieder um einige Hundert gestiegen. Wenn sich diese Entwicklung in den kommenden Jahren fortsetzt, dürfte der bereits verschärfte Konkurrenzkampf der tierärztlichen Praxen in Zukunft noch härter werden. Dann gilt es, über neue Dienstleistungsangebote das Einkommen zu sichern. Das scheint einem Teil der Berufsausübenden seit Jahren immerhin zu gelingen.

Der Strukturwandel in der Landwirtschaft mit zunehmenden Betriebsgrößen und Tierzahlen, bei einer deutlichen Abnahme der Zahl der Nutztierhalter und einem zunehmenden Preisdruck auf die landwirtschaftliche Produktion, wirkt sich bereits seit Jahren ungünstig auf die berufliche Situation des Tierarztes aus. Auch durch die BSE-Problematik, die Schweinepestausbrüche, die Kritik an den Zuständen in manchen Tierhaltungen und an der Qualität mancher von Tieren stammenden Lebensmittel (Stichwort „Gammelfleisch") sind die politischen und dadurch die ökonomischen Rahmenbedingungen für die Tätigkeit der Tierärzte im Bereich der Landwirtschaft, der Lebensmittelproduktion und der amtlichen Kontrolle nicht merklich günstiger geworden. Die in jüngster Zeit deutlichere öffentliche Betonung des Verbraucherschutzes hat kaum zusätzliche tierärztliche Arbeitsplätze geschaffen, aber dem im Bereich der Tier- und Lebensmittelproduktion aktiven Teil der Tierärzteschaft eine strengere Reglementierung seiner Tätigkeit und vermehrten bürokratsichen Aufwand gebracht. Eine große Trendwende ist augenblicklich nicht zu erkennen.

So wie es derzeit aussieht, wird es ganz besonders darauf ankommen, dass sich Pferde- und Kleintierpraxen sowie Spezialpraxen (z. B. für Vögel, Reptilien und Fische oder tierärztliche Augen- bzw. Zahnheilkunde) in Zukunft noch einmal auf eine steigende Nachfrage nach ihren Dienstleistungen stützen können. Diesbezüglich hoffnungsvoll stimmt der Trend, dass immer mehr als Single lebende Mitbürger ein Tier als Hausgenossen halten, für dessen Gesunderhaltung und Pflege sie auch ein erhebliches finanzielles Engagement auf sich nehmen. Ein Luxus, der von der allgemeinen wirtschaftlichen Entwicklung allerdings nicht ganz unabhängig sein wird.

Wenn es den sich zunehmend spezialisierenden Tierärzten immer wieder gelingen sollte, neue (medizinische) Dienstleistungen im Markt zu etablieren, wird sich das sicher günstig auf ihre Beschäftigungs- und Einkommenssituation auswirken. Trotzdem ist fraglich, ob der Kuchen in dem Maße größer werden wird, wie die Zahl der Ansprüche auf ein Kuchenstück wachsen wird. Wenn es den Tiermedizinern allerdings gelingen sollte, sich in angestammten Tätigkeitsfeldern wie Fleischuntersuchung, Lebensmittelhygiene, Tierzucht u.a. gegen konkurrierende Berufsgruppen wie Fleischbeschauer, Lebensmittelchemiker, Besamungstechniker, Apotheker, landwirtschaftliche Berater, Landwirte und Tierheilpraktiker zu behaupten und sich außerdem neue Berufsbereiche wie den Tierschutz, die Toxikologie, den Umweltschutz oder die Biotechnik zu erschließen, wird die zukünftige durchschnittliche Einkommensentwicklung der Veterinäre davon vermutlich positiv beeinflusst werden. Denn dann müssen nicht alle auf dem Markt der Praxis untereinander konkurrieren.

Auf dem gesamten Gebiet der Lebensmittelkunde, insbesondere der Fleischhygiene, einem traditionell wichtigen veterinärmedizinischen Fach, tut sich der Berufsstand allerdings seit Jahren schwer, seine Position zu verteidigen. Zum Beispiel sind Fleischkontrolleure, deren Ausbildung nicht so umfangreich ist wie jene der Veterinäre, ein niedrigeres Gehalt als Tierärzte. Das kommt den Schlachthofbetreibern gelegen. Ob deren Motive sich immer mit dem Schutzinteresse der Verbraucher decken, ist eine andere Frage. Bei der vorletzten Überarbeitung der Tierärztlichen Approbationsordnung (1999) hat man den Fächern, die etwas mit der Lebensmittelproduktion zu tun haben, ein verstärktes Gewicht gegeben. Es ist noch nicht zu erkennen, dass das einen deutlichen Effekt auf den tierärztlichen Arbeitsmarkt gehabt hat. Auf einem anderen angestammten Tätigkeitsgebiet, der instrumentellen Samenübertragung bei Nutztieren, die den so genannten „Natursprung“ beim Rind z. B. fast völlig verdrängt hat, müssten Tierärzte den inzwischen auf diesem Gebiet tätigen Besamungstechnikern erst wieder abringen.

Die vielseitige Ausbildung gibt Tierärzten zwar manche Chance, ob die gebotenen Möglichkeiten aber erfolgreich genutzt werden können, ist weder für den Berufsstand leicht zu prognostizieren noch für den Einzelfall vorauszusehen. Die Berufsverbände der Tiermediziner schauen seit einer Weile, nicht ohne Grund, eher besorgt in die Zukunft. Seit einigen Jahren gehen vermehrt junge Tierärzte nicht nur als Wissenschaftler, Entwicklungshelfer oder EU-Beamte ins Ausland, sondern auch als praktizierende Tierärzte. Ob dieser Trend – wie bei den Humanmedizinern – zunimmt, wird sich zeigen. Sollte es der Fall sein, könnte das dazu beitragen, die Lage auf dem inländischen Arbeitsmarkt zu entschärfen. In den letzten Jahren begaben sich Studienabsolventen insbesondere nach England, Irland und in die Niederlande. Andererseits drängen gibt es auch Zuzug von Tierärzten aus anderen Staaten. Zuvorderst aus EU-Ländern, deren Zahl in den letzten Jahren bekanntlich deutlch gestiegen ist. Aber auch aus sogenannten Drittländern. Denn auch wenn man eine Staatsangehörigkeit eine Nicht-EU-Staates hat und auch an einer Fakultät außerhalb der EU sein tierärztliches Examen gemacht hat, kann man u.U. (auch ohne deutsche Approbation) zumindest für einige Jahre eine Erlaubnis zur Ausübung des tierärztlichen Berufes im Angestelltenverhältnis in Deutschland bekommen. Wie sich das in den nächsten Jahren auf den tierärztlichen Arbeitsmarkt auswirken wird, ist noch nicht abzusehen.

Die angehenden Tierärztinnen werden es voraussichtlich auch in Zukunft nicht immer leicht haben, ihren Platz in allen Bereichen des tierärztlichen Tätigkeitsgebiets ebenso selbstverständlich einzunehmen wie ihre männlichen Kollegen. Da Kinder immer noch von Frauen geboren werden und die Betreuung des Nachwuchses besonders in dessen ersten Lebensjahren meist von den Frauen übernommen wird, ergeben sich für Tierärztinnen mit Kinderwunsch oder -segen spezielle berufliche Schwierigkeiten. Kind oder Karriere? Familie oder Beruf? Das werden sich auch heute noch viele fragen. Hoffentlich können in Zukunft mehr Arbeitszeitmodelle, Arbeitsformen und Aufstiegsregelungen gefunden werden, die Tierärztinnen (und Tierärzten) beides erlauben. Bisher ist die Situation da deutlich verbesserungsbedürftig. Möglicherweise ändert sich das nun, weil fast nur noch Frauen mit dem Examenszeugnis einer tierärztlichen Bildungsstätte in den Beruf drängen. Mancher männliche Student der Tiermedizin wird aber derzeit auch darauf hoffen, dass seine Chancen, einen guten Arbeitsplatz zu bekommen, dadurch steigen, dass die männlichen Berufsanfänger von manchen Arbeitgebern bevorzugt werden.

Arbeitslose Tierärztinnen und Tierärzte in der Bundesrepublik Deutschland (nach Bundesländern), Stand: 2004/2004

	insgesamt		Tierärztinnen		Tierärzte	
Bundesland	**2004**	**2005**	**2004**	**2005**	**2004**	**2005**
Baden-Württemberg	52	52	36	37	16	15
Bayern	121	96	89	71	32	25
Berlin	100	71	61	58	39	13
Brandenburg	15	15	11	11	4	4
Bremen	7	6	5	5	2	2
Hamburg	10	13	8	9	2	4
Hessen	46	36	35	25	11	11
Mecklenburg-Vorpom.	30	21	115	13	15	8
Niedersachsen	96	88	70	71	26	17
Nordrhein-Westfalen	102	119	69	71	33	48
Rheinland-Pfalz	21	18	15	15	6	3
Saarland	3	5	3	5	0	1
Sachsen	35	43	21	24	14	19
Sachsen-Anhalt	16	11	10	5	6	6
Schleswig-Holstein	30	20	22	12	8	8
Thüringen	16	12	12	10	4	2
insgesamt	**700**	**626**	**482**	**442**	**218**	**184**

Quelle: Bundesanstalt für Arbeit

Arbeitslose Tierärztinnen und Tierärzte in der Bundesrepublik Deutschland (nach Altersgruppen), Stand: 2004/2005

Altersgruppe	insgesamt 2004	insgesamt 2005
unter 25 Jahren	2	3
25–29 Jahre	93	104
30–34 Jahre	199	162
35–39 Jahre	134	122
40–44 Jahre	114	83
45–49 Jahre7	61	62
50–54 Jahre	54	51
59–59 Jahre	30	30
60 Jahre und älter	13	9
insgesamt	**700**	**626**

Quelle: Bundesanstalt für Arbeit

Die Zahl arbeitsloser Tiermediziner ist nicht vernachlässigbar. Aber sie ist seit Jahren recht stabil. Im Jahre 1992 standen 17.624 tierärztlich Tätigen 703 arbeitslos gemeldete Veterinärmediziner gegenüber. Im Jahre 1999 waren es bei 20.384 tierärztlich Tätigen 995 arbeitslos gemeldete Tierärzte und im Jahre 2004 bei 22.704 berufsausübenden Tierärzten 700 arbeitslose Veterinäre. Prozentual ist die Arbeitslosigkeit bei Tiermedizinern also sogar etwas gesunken. Die Arbeitslosenquote ist bei den Tierärzten mit knapp über 3 % auch deutlich niedriger als die allgemeine Arbeitslosenquote in Deutschland. Nimmt man noch die „Tierärzte ohne Berufsausübung" hinzu, sieht man, dass ein viel höherer Prozentsatz an Tierärztinnen den Beruf nicht ausübt. Die Statistik für 2004 verzeichnet immerhin 24,6 % der Tierärztinnen in der Rubrik „ohne Berufsausübung und arbeitslos". Bei den männlichen Kollegen steht da der Eintrag 5,5 %. Man kann annehmen, dass viele Frauen, die eine tierärztliche Approbation in der Tasche haben, als Mütter und Hausfrauen sehr wohl mächtig beschäftigt sind, aber eben nicht durch Berufstätigkeit ein eigenes Einkommen erwirtschaften. Zwischen 4 % und 5 % der deutschen Tierärzte und Tierärztinnen sind übrigens als „berufsfremd tätig" in den Statistiken der letzten Jahre erfasst. Nicht alle bleiben also nach dem Studienabschluss bis zur Rente im tierärztlichen Metier.

Die meisten arbeitslos gemeldeten Tierärzte sind jünger als 40 Jahre. Frauen sind daher möglicherweise aus zwei Gründen in den Personengruppen, zu denen jene nicht den Beruf ausübenden Kollegen zusammengefasst wurden, die sich nicht im Ruhestand befinden, überrepräsentiert:
1. Weil sie einen größeren Anteil an der Gruppe der jungen Tierärzte haben als an der Gruppe der bereits länger im Beruf stehenden.
2. Aus Gründen, die mit ihrem Geschlecht zu tun haben. Benachteiligung bei der Arbeitsplatzvergabe ist prinzipiell ebenso denkbar, wie die besondere Schwierigkeit, Mutterschaft und Berufsausübung miteinander zu vereinbaren. Man kann auch spekulieren, ob alle Tierärztinnen, die derzeit ohne Berufsausübung sind, überhaupt noch im tierärztlichen Beruf tätig sein wollen. Das derzeit vorliegende statistische Material lässt hinsichtlich dieser Frage keine verlässliche Antwort zu.

Solche Zahlen haben in den vergangenen 15 Jahren der Attraktivität des Studium der Tiermedizin keinen Schaden zugefügt. Den tierärztlichen Beruf finden noch immer viele junge Menschen anstrebenswert. Und die Mehrzahl derer, die das Studium aufnehmen, sind Frauen. Es gibt keine Anzeichen einer baldigen Änderung dieser Situation.

Wer noch mehr Statistik studieren möchte, sehe nach bei www.bundestieraerztekammer.de. Dort unter „Berufliches" und dann „Statistik". Oder im Deutschen Tierärzteblatt, Ausgabe November 2006 auf den Seiten 1344 bis 1351.

Anhang

Literaturhinweise

Afflerbach, Frank; Müller, Carsten: Arzt gesucht! Berufliche Alternativen für Mediziner. Herrsching: Schrodt, 1996.

Arbeitsgruppe Studienberatung (Hrsg.): Erfolg im Auswahlgespräch. ISSN 1615-228X, erhältlich online unter www.auswahlgespraeche.de.

Bär, Siegfried: Forschen auf Deutsch. Der Macchiavelli für Forscher und solche, die es noch werden wollen. 4., erw. u. aktualis. Auflage. Frankfurt a. M.: Harry Deutsch 2002. (Eine kritisch-satirische Beschreibung naturwissenschaftlicher Forschung in Deutschland)

Blätter zur Berufskunde
Arzt/Ärztin Nr. 3-IIAOI;
Zahnarzt/Zahnärztin Nr. 3-IIAO2;
Tierarzt/Tierärztin Nr. 3-IIAO3.
(W. Bertelsmann Verlag KG, 33599 Bielefeld)

Deutsches Studentenwerk (Hrsg.): Förderungsmöglichkeiten für Studierende. 13., völlig neub. Auflage. Bad Honnef: Bock 2003.

Giebel, Werner; Galic, Mirko: Die medizinische Doktorarbeit. 4. Auflage. Anleitung zu selbständiger wissenschaftlicher Arbeit für Doktoranden in der Medizin und Zahnmedizin. Stuttgart: Kohlhammer 2000.

Herrmann, Dieter; Verse-Herrmann, Angela: Geld fürs Studium und die Doktorarbeit. Wer fördert was? Frankfurt: Eichborn 2006.

Messing, Barbara; Huber, Klaus-Peter; Schaaf, Ludwig: Die Doktorarbeit. Vom Start zum Ziel. Leitfaden für Promotionswillige. 3., überarb. und erw. A. Berlin: Springer 2004.

Stürmer, Karoline: Karrieren unter der Lupe: Mediziner. Kostenloser Download unter www.lexika.de. Eibelstadt: Lexika Verlag 2000.

ZVS-Info: Zentralstelle für die Vergabe von Studienplätzen (ZVS), Sonnenstr. 171, 44137 Dortmund, Tel. (0 18 03) 98 71 11 (9 Cent/min aus dem Festnetz der T-Com), Internet: www.zvs.de

Stiftungen und ihre Auswahlkriterien

Cusanuswerk e. V.
Baumschulallee 5, 53115 Bonn
Tel. (02 28) 9 83 84-0, Fax (02 28) 9 83 84-99
Internet: www.cusanuswerk.de, E-Mail: info@cusanuswerk.de

- Deutsche, katholische Studenten (ab dem dritten Semester), i. d. R. keine Förderung eines Zweitstudiums
- Überdurchschnittlich Begabte
- Kirchlich Engagierte
- Aktiv im Gemeindeleben stehende Studenten

Deutscher Akademischer Austauschdienst (DAAD) e.V.
Kennedyallee 50, 53175 Bonn
Tel. (02 28) 8 82-0, Fax (02 28) 8 82-4 44
Internet: www.daad.de, E-Mail: postmaster@daad.de

- Auslandsstipendien für ein Jahr und weniger
- Für Deutsche ab dem dritten Semester
- Nachweis von Sprachkenntnissen
- Bewerbung über die Akademischen Auslandsämter

Evangelisches Studienwerk e.V.
Iserlohner Str. 25 (Haus Villigst), 58239 Schwerte
Tel. (0 23 04) 7 55-1 96, Fax (0 23 04) 7 55-2 50
Internet: www.evstudienwerk.de, E-Mail: info@evstudienwerk.de

- Deutsche, evangelische Schüler (ab Klasse 13)
- Studenten an wiss., künstlerischen und pädagogischen Hochschulen
- Sozial und kirchlich Engagierte
- Besonders Begabte

Friedrich-Ebert-Stiftung e.V. (Nähe zur SPD)
Abt. Studienförderung
Godesberger Allee 149, 53175 Bonn
Tel. (02 28) 8 83-0, Fax (02 28) 8 83-6 97
Internet: www.fes.de

- Deutsche und ausländische Studenten in mehr als sechssemestrigen Ausbildungsgängen ab dem zweiten Semester
- Überdurchschnittlich Begabte, alle Studiengänge
- Eintreten für Demokratie in allen gesellschaftlichen Bereichen
- Ablehnung von Gewalt und Willkürherrschafts

Friedrich-Naumann-Stiftung (Nähe zur FDP)
Wissenschaftliche Dienste und Begabtenförderung
Karl-Marx-Straße 2, 14482 Potsdam
Tel. (03 31) 70 19-0, Fax (03 31) 70 19-1 88
Internet: www.fnst.de, E-Mail: fnst@fnst.org

- Deutsche Studenten ab dem vierten Semester; ausländische nach der ersten qualifizierten Prüfung
- Politisches und gesellschaftliches Engagement auf liberaler Grundhaltung
- Besondere Begabung

Hanns-Seidel-Stiftung e.V. (Nähe zur CSU)
Lazarettstr. 33, 80636 München
Tel. (0 89) 12 58-0, Fax (0 89) 12 58-3 56
Internet: www.hss.de, E-Mail: info@hss.de

- Deutsche Studenten ab dem zweiten Semester
- Bereitschaft, „kritisch an der Ausgestaltung unseres freiheitlichen Rechtsstaats im Rahmen der demokratischen Grundordnung mitzuwirken“

Hans-Böckler-Stiftung
Hans-Böckler-Straße 39, 40476 Düsseldorf
Tel. (02 11) 77 78-0, Fax (02 11) 77 78-1 20
Internet: www.boeckler.de, E-Mail: zentrale@boeckler.de

- Deutsche Studenten an Universitäten, FH, GH und Kollegs
- Arbeitnehmerkinder
- Studierende des zweiten Bildungswegs
- Gewerkschaftlich Engagierte

Heinrich-Böll-Stiftung e. V. (Nähe zu Bündnis 90/DIE GRÜNEN)
Rosenthaler Str. 40–41, 10178 Berlin
Tel. (0 30) 2 85 34-0, Fax (0 30) 2 85 34-1 09
Internet: www.boell.de, E-Mail: info@boell.de

Konrad-Adenauer-Stiftung e.V. (Nähe zur CDU)
Rathausallee 12, 53757 Sankt Augustin
Tel. (02 28) 2 46-0, Fax (02 28) 2 46-25 91
Internet: www.kas.de, E-Mail: zentrale@kas.de

- Deutsche Studierende unter 32 Jahren sowie ausländische Studenten und Graduierte nach der 1. qualifizierten Prüfung
- Überdurchschnittlich Begabte
- Offenheit gegenüber christlich-demokratischen Grundideen

Otto Benecke Stiftung e.V.
Kennedyallee 105-107, 53175 Bonn
Tel. (02 28) 81 63 - 0
Internet: www.obs-ev.de, E-Mail: post@obs-ev.de

- Aussiedler, Asylbewerber oder Asylberechtigte unter 35 Jahren
- Studienbewerber aus der Dritten Welt

Stiftung Deutsche Sporthilfe
Burnitzstraße 42, 60596 Frankfurt
Tel. (0 69) 6 78 03-0
Internet: www.sporthilfe.de, E-Mail: info@sporthilfe.de

- Hochleistungssportler und sportlich hervorragende Talente; nicht nur finanzielle Förderung

Stipendienfonds der Chemischen Industrie
Karlstr. 21, 60329 Frankfurt
Tel. (0 69) 25 56-0
Internet: http://fonds.vci.de/, E-Mail: fonds@vci.de

- Für Lehramtskandidaten, Doktoranden, Habilitanden

Studienstiftung der Deutschen Bundespost
Maybachstr. 54–56, 70469 Stuttgart
Tel. (07 11) 13 56-0

- Kinder von Postangehörigen
- Postangehörige oder ehemalige Postangehörige

Studienstiftung des Deutschen Volkes e. V.
Ahrstraße 41, 53175 Bonn
Tel. (02 28) 8 20 96-0, Fax (02 28) 8 20 96-67
Internet: www.studienstiftung.de, E-Mail: info@studienstiftung.de

- Deutsche Studenten in mehr als sechssemestrigen Ausbildungsgängen
- Überdurchschnittlich Begabte
- Ausländische Studenten, die in der BRD Abitur gemacht haben, deren Eltern in der BRD wohnen und steuerpflichtig sind

Stichwortverzeichnis